Série Terapias de Suporte em Oncologia
Um Cuidado Centrado no Paciente

Nutrologia
na Oncologia

STSO

Série Terapias de Suporte em Oncologia
Um Cuidado Centrado no Paciente

Organizadores da Série
Marcus Vinícius Rezende Fagundes Netto
Denise Tiemi Noguchi

- Nutrição Clínica na Oncologia
- Nutrologia na Oncologia
- Odontologia na Oncologia
- Psicologia na Oncologia

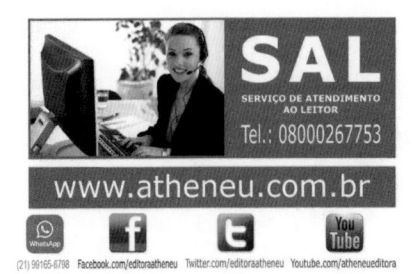

Série Terapias de Suporte em Oncologia
Um Cuidado Centrado no Paciente

Organizadores da Série
Marcus Vinícius Rezende Fagundes Netto
Denise Tiemi Noguchi

Nutrologia na Oncologia

Editores do Volume
Andrea Pereira
Sandra Elisa Adami Batista Gonçalves

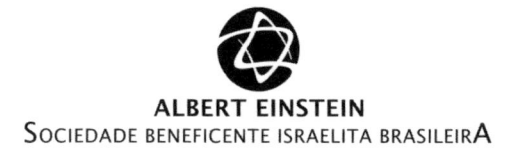

ALBERT EINSTEIN
SOCIEDADE BENEFICENTE ISRAELITA BRASILEIRA

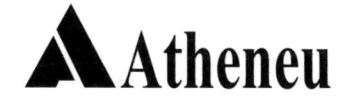

Atheneu

EDITORA ATHENEU

São Paulo — Rua Avanhandava, 126 – 8° andar
Tel.: (11) 2858-8750
E-mail: atheneu@atheneu.com.br

Rio de Janeiro — Rua Bambina, 74
Tel.: (21)3094-1295
E-mail: atheneu@atheneu.com.br

CAPA: Equipe Atheneu
PRODUÇÃO EDITORIAL: Texto & Arte Serviços Editoriais

CIP-BRASIL. Catalogação na Publicação
Sindicato Nacional dos Editores de Livros, RJ

N97

Nutrologia na oncologia / editores do volume Andrea Pereira, Sandra Elisa Adami
Batista Gonçalves; organização da série Marcus Vinícius Rezende Fagundes Netto,
Denise Tiemi Noguchi. - 1. ed. - Rio de Janeiro: Atheneu, 2019.
(Terapias de suporte em oncologia: um cuidado centrado no paciente)

Inclui bibliografia
ISBN 978-85-388-1009-4

1. Câncer - Pacientes - Cuidado e tratamento. 2. Câncer - Aspectos nutricionais.
3. Câncer - Dietoterapia. I. Prereira, Andrea. II. Gonçalves, Sandra Elisa Adami Batista.
III. Netto, Marcus Vinícius Rezende Fagundes. III. Noguchi, Denise Tiemi. IV. Série.

19-57678   CDD: 616.9940654
                                           CDU: 616-006:613.2

Meri Gleice Rodrigues de Souza - Bibliotecária CRB-7/6439

12/06/2019   18/06/2019

PEREIRA, A.; GONÇALVES, S. E. A. B.
Série Terapias de Suporte em Oncologia – Um Cuidado Centrado no Paciente – Volume Nutrologia na Oncologia

Organizadores da Série

Marcus Vinícius Rezende Fagundes Netto

Psicanalista. Psicólogo do Centro de Hematologia e Oncologia do Hospital Israelita Albert Einstein (HIAE). Pós-Graduado em Psicanálise, Subjetividade e Cultura pela Universidade Federal de Juiz de Fora (UFJF). Especialista em Psicologia Hospitalar pela Faculdade de Medicina da Universidade de São Paulo (FMUSP). Especialista em Cuidados Paliativos e Psico-Oncologia pelo Instituto Pallium Latinoamerica – Buenos Aires, Argentina. Mestre em Psicanálise: Clínica e Pesquisa pela Universidade do Estado do Rio de Janeiro (UERJ). Doutorando do Programa de Pós-Graduação em Psicologia Clínica pela USP.

Denise Tiemi Noguchi

Médica Responsável pela Equipe de Medicina Integrativa do Centro de Oncologia e Hematologia do Hospital Israelita Albert Einstein (HIAE). Médica pela Faculdade de Ciências Médicas da Santa Casa de São Paulo (FCMSCSP). Título de Especialista em Pediatria pela Sociedade Brasileira de Pediatria (SBP) e de Cancerologia Pediátrica pela Sociedade Brasileira de Cancerologia (SBC). Especialização em Medicina Paliativa pelo Instituto Paliar e Centro Universitário São Camilo. Pós-Graduação em Bases de Medicina Integrativa pelo Albert Einstein – Instituto Israelita de Ensino e Pesquisa.

Editores do Volume

Andrea Pereira

Médica Nutróloga da Oncologia e Hematologia do Hospital Israelita Albert Einstein (HIAE). Médica Nutróloga da Obesidade e Cirurgia Bariátrica da Universidade Federal de São Paulo (Unifesp). Graduação e Doutorado pela Unifesp. Instrutora-Adjunta da Pennington Biomedical Research Center, LSU, Estados Unidos.

Sandra Elisa Adami Batista Gonçalves

Médica Nutróloga do Setor de Oncologia e Hematologia do Hospital Israelita Albert Einstein (HIAE). Coordenadora Clínica da Equipe Multiprofissional de Terapia Nutricional (EMTN) do Hospital Sancta Maggiore (Rede Prevent Senior). Coordenadora da EMTN do Hospital Geral de Itapevi – OSS Cruzada Bandeirante São Camilo. Doutoranda em Ciências Médicas na Escola Paulista de Medicina da Universidade Federal de São Paulo (EPM/Unifesp). Especialista em Terapia Intensiva pela Associação de Medicina Intensiva Brasileira (AMIB) e Nutrição Enteral e Parenteral pela Sociedade Brasileira de Nutrição Parenteral e Enteral (Braspen/SBNPE).

Colaboradores

Adham do Amaral e Castro

Mestre e Doutor em Princípios de Cirurgia. Médico Radiologista do Hospital Israelita Albert Einstein (HIAE) e do Departamento de Diagnóstico por Imagem da Escola Paulista de Medicina da Universidade Federal de São Paulo (EPM-Unifesp).

Antônio Carlos Buzaid

Membro do Comitê Gestor do Centro de Oncologia do Hospital Israelita Albert Einstein (HIAE). Diretor-Geral do Centro Oncológico Antonio Ermírio de Moraes da Beneficência Portuguesa de São Paulo.

Bianca de Almeida Pitito

Médica do Departamento de Medicina Preventiva da Escola Paulista de Medicina da Universidade Federal de São Paulo (EPM-Unifesp). Mestrado pela Endocrinologia da EPM-Unifesp. Doutorado e Pós-Doutorado pela Faculdade de Saúde Pública da Universidade de São Paulo (FSP-USP). Orientadora de Pós-Graduação pelo Programa de Pós-Graduação em Endocrinologia Clínica pela EPM-Unifesp. Coordenadora do Departamento de Epidemiologia da Sociedade Brasileira de Diabetes (SBD).

Dan Waitzberg

Professor-Associado do Departamento de Gastroenterologia da Faculdade de Medicina da Universidade de São Paulo (FMUSP). Coordenador e Responsável pela Residência de Nutrologia do Hospital das Clínicas (HC) da FMUSP. Livre-Docente, Doutor e Mestre em Cirurgia pela FMUSP.

Daniela França Gomes

Médica Especialista em Nutrologia Pediátrica pela Escola Paulista de Medicina da Universidade Federal de São Paulo (EPM-Unifesp). Mestre em Nutrição pela EPM-Unifesp. Especialista em Nutrologia pela Associação Brasileira de Nutrologia (Abran) e em Nutrição Enteral e Parenteral pela Sociedade Brasileira de Nutrição Parenteral e Enteral (Braspen/SBNPE). Supervisora Nutróloga do Ambulatório de Suporte Nutricional da EPM-Unifesp. Nutróloga Pediatra do Hospital do Coração.

Fernanda Luisa Ceragioli Oliveira

Doutora em Pediatria pela Escola Paulista de Medicina da Universidade Federal de São Paulo (EPM-Unifesp). Pediatra da Disciplina de Nutrologia Pediátrica do Departamento de Pediatria da EPM-Unifesp. Chefe do Setor de Suporte Nutricional e do Ambulatório de Dislipidemia da Disciplina de Nutrologia Pediátrica do Departamento de Pediatria da EPM-Unifesp. Diretora Clínica da Equipe Multidisciplinar de Terapia Nutricional (EMTN) do Instituto de Oncologia Pediátrica/GRAACC-Unifesp. Responsável pela Terapia Nutricional Pediátrica das Enfermarias do Hospital São Paulo.

Fernando C. Maluf

Diretor Associado do Departamento de Oncologia da Real e Benemérita Associação Portuguesa de Beneficência, São Paulo. Membro do Comitê Gestor do Hospital Israelista Albert Einstein (HIAE). Coordenador do Departamento de Oncologia do Hospital Santa Lúcia, Brasília. Doutor em Ciências/Doutorado em Urologia pela Faculdade de Medicina da Universidade de São Paulo (FMUSP).

Gilmária Millere Tavares

Médica Cirurgiã Geral. Especialista em Nutrologia pela Associação Brasileira de Nutrologia (Abran). Especialista em Terapia Nutricional pela Sociedade Brasileira de Nutrição Parenteral e Enteral (Braspen/SBNPE). Mestre em Políticas Públicas e Desenvolvimento Local pela Escola Superior de Ciências da Santa Casa de Misericórdia de Vitória (EMESCAM). Coordenação e Atuação em Equipe Multidisciplinar de Terapia Nutricional (EMTN).

Guilherme Giorelli

Mestre em Ciências da Saúde pelo Instituto de Assistência Médica ao Servidor Público Estadual de São Paulo (Iamspe). Médico Nutrólogo pela Associação Brasileira de Nutrologia (Abran). Médico do Esporte pela Sociedade Brasileira de Medicina do Exercício e do Esporte (SBMEE). Endocrinologia, Diabetes e Metabologia pela Universidade do Estado do Rio de Janeiro (UERJ).

Heloisa Veasey Rodrigues

Médica Oncologista Graduada pela Universidade Federal de São Paulo (Unifesp). Ex-*Fellow* do Investigational Cancer Therapeutics Department do MD Anderson Cancer Center, Houston-TX, Estados Unidos. Médica Oncologista do Hospital Israelita Albert Einstein (HIAE).

Ilana Roitman

Especialista em Nutrição Materna Infantil pela INSIRA Educacional. Aprimoramento no Ambulatório e Enfermaria do Instituto da Criança do Hospital das Clínicas da Faculdade de Medicina da Universidade de São Paulo (ICr-HCFMUSP). Nutricionista Clínica da Unidade de Terapia Intensiva (UTI) do Instituto do Câncer do Estado de São Paulo (Icesp), 2013 a 2016. Especialista em Composição Corporal pela Universidade de Alberta, Canadá. Doutoranda da Disciplina de Anestesiologia da FMUSP.

José Eduardo de Aguilar Nascimento

Graduação, Mestrado e Doutorado em Gastroenterologia Cirúrgica pela Universidade Federal de São Paulo (Unifesp). Responsável pelo Grupo de Pesquisa Nutrição e Cirurgia da Universidade Federal de Mato Grosso (UFMT) e pelo Projeto ACERTO. Coordenador do Curso de Medicina do Centro Universitário de Várzea Grande (Univag).

Ludmila Koch

Médica Oncologista Clínica do Centro de Oncologia e Hematologia do Hospital Israelita Albert Einstein (HIAE). *Research Fellow* em Oncogeriatria do Hospital Thomas Jefferson, Filadélfia, Estados Unidos.

Maria de Lourdes Teixeira

Médica, Mestre em Gastroenterologia. Especialista em Nutrição Parenteral e Enteral. Coordenadora da Equipe Multiprofissional de Terapia Nutricional (EMTN) da Beneficência Portuguesa de São Paulo – BP e BP Mirante. Diretora do Ganep – Nutrição Humana.

Maria Teresa Zanella

Médica Endocrinologista. Doutorado em Endocrinologia pela Universidade Federal de São Paulo (Unifesp). Professora Titular de Endocrinologia da Unifesp. Divisão de Obesidade e Cirurgia Bariátrica.

Mariana Hollanda Martins da Rocha

Residência Médica em Nutrologia pelo Hospital das Clínicas da Faculdade de Medicina da Universidade de São Paulo (HCFMUSP). Médica da Equipe Multiprofissional de Terapia Nutricional (EMTN) do HCFMUSP e Responsável pelo Ambulatório Multiprofissional da Síndrome do Intestino Curto (Amulsic). Especialista pela Associação Brasileira de Nutrologia (Abran).

Paulo Rosenbaum

Doutor em Endocrinologia pela Escola Paulista de Medicina da Universidade Federal de São Paulo (EPM-Unifesp). Coordenador do Centro de Obesidade do Hospital Israelita Albert Einstein (HIAE).

Pedro Paulo Dal Bello

Oncologista Clínico pelo Hospital das Clínicas da Faculdade de Medicina de Ribeirão Preto da Universidade de São Paulo (HCFMRP-USP). Médico do Programa de Complementação Especializada em Nutrologia do HCFMRP-USP.

Polianna Mara Rodrigues de Souza

Médica Geriatra pela Disciplina de Geriatria e Gerontologia da Universidade Federal de São Paulo (Unifesp). Responsável pelas áreas de Cuidados Paliativos e Oncogeriatria da Clínica de Suporte do Centro de Oncologia e Hematologia do Hospital Israelita Albert Einstein (HIAE).

Ricardo Helman

Médico Hematologista do Hospital Israelita Albert Einstein (HIAE) e Beneficência Portuguesa (BP) Mirante. Doutor em Medicina pela Faculdade de Ciências Médicas da Santa Casa de São Paulo (FCMSCSP). Residência em Clínica Médica e Hematologia e Hemoterapia na Santa Casa de São Paulo (SCSP).

Rogério Silicani Ribeiro

Médico Endocrinologista Graduado pela Escola Paulista de Medicina da Universidade Federal de São Paulo (EPM-Unifesp) Especialista em Fisiologia do Exercício pelo Centro de Estudos em Fisiologia do Exercício da EPM-Unifesp (Pós-Graduação *stricto sensu*). Mestrado e Doutorado na Disciplina de Endocrinologia na EPM-Unifesp. Responsável pela implantação do Programa de Diabetes do Hospital Israelita Albert Einstein (HIAE). Membro do Corpo Clínico e Coordenador do Programa de Diabetes do HIAE.

Selma Freire Carvalho Cunha

Professora-Associada da Divisão de Nutrologia do Departamento de Clínica Médica da Faculdade de Medicina de Ribeirão Preto da Universidade de São Paulo (FMRP-USP).

Silvia Sartoretto Giorelli

Médica Nutróloga pela Associação Brasileira de Nutrologia (Abran). Médica do Esporte pela Sociedade Brasileira de Medicina do Exercício e do Esporte (SBMEE). Médica Endocrinologista pelo Instituto Estadual de Diabetes e Endocrinologia (IEDE).

Telma Sigolo

Médica Nutróloga especialista pela Associação Brasileira de Nutrologia (Abran) e Sociedade Brasileira de Nutrição Parenteral e Enteral (Braspen/SBNPE). Responsável pela Equipe Multiprofissional de Terapia Nutricional (EMTN) do Hospital São Luiz, Unidade São Caetano, Hospital Estadual Sapopemba e Vila Alpina. Médica Nutróloga do Instituto de Metabolismo e Nutrição (IMeN).

Thiago José Martins Gonçalves

Médico Graduado pela Faculdade de Medicina de Catanduva (Fameca). Especialista em Nutrologia pela Associação Brasileira de Nutrologia (Abran). Especialista em Terapia Nutricional Enteral e Parenteral pela Sociedade Brasileira de Nutrição Parenteral e Enteral (Braspen/SBNPE). Doutorando em Ciências Médicas pela Universidade Nove de Julho (Uninove). Coordenador Clínico e Técnico Administrativo das Equipes Multiprofissionais em Terapia Nutricional (EMTN) dos Hospitais Sancta Maggiore (Rede Prevent Senior). Coordenador Médico da Equipe de Nutrogeriatria da Rede Prevent Senior.

Wilson Leite Pedreira Junior

Doutor em Pneumologia pela Faculdade de Medicina da Universidade de São Paulo (FMUSP). MBA pela Fundação Dom Cabral. Pós-MBA pela Northwestern University – Kellogg School of Management, Estados Unidos. Atual Presidente do Grupo Cura/Merya. Ex-Diretor Executivo de Oncologia e Hematologia do Hospital Israelita Albert Einstein (HIAE).

Dedicatória

Ofereceremos a todos os leitores uma literatura de
extrema qualidade científica, esperando contribuir
com as práticas e os conceitos na rotina e na luta
contra o câncer e no suporte aos pacientes.

Agradecimentos

Esta é uma obra cuidadosamente elaborada e dirigida aos profissionais de saúde que lidam com a difícil tarefa de cuidar do paciente oncológico.

Primeiramente, agradecemos aos nossos pacientes, que entre um belo sorriso e algumas vezes em meio ao sofrimento, nos expressam diariamente suas dificuldades, alegrias, sintomas e angústias, inspirando-nos clínica e cientificamente na realização deste livro.

Aos autores e colaboradores, agradecemos pelo tempo dedicado aos textos, e por nos proporcionarem uma leitura de elevada qualidade técnico-científica.

Aos organizadores da *Série Terapias de Suporte em Oncologia – Um Cuidado Centrado no Paciente,* por nos confiar a edição do Volume *Nutrologia na Oncologia*, além da participação como autoras em outros volumes da série.

A todos os colegas do Centro de Oncologia e Hematologia do Hospital Israelita Albert Einstein (HIAE), pelo apoio à importância da terapia nutricional e ensinamentos diários.

Aos nossos familiares e amigos, por compreenderem nossa ausência em muitos eventos festivos e cotidianos e nos apoiarem em todos os sentidos sempre. Em especial, aos nossos pais, maridos e filhos, cuja presença e apoio são fundamentais.

À Editora Atheneu, pelo significativo apoio na produção deste livro.

Apresentação

Os avanços técnico-científicos no campo da medicina têm possibilitado o aumento das chances de cura de neoplasias antes fatais e, ao mesmo tempo, proporcionado um controle de sintomas mais eficaz e consequente melhora na qualidade de vida dos pacientes acometidos por uma doença oncológica ainda incurável.

Todavia, independentemente disso, o diagnóstico de câncer representa um marco na vida do paciente e de seus familiares e pode levar a questões antes nunca consideradas.

Com isso, antes, a percepção era de que se tinha um corpo sadio, agora é de um "corpo que se trai, que prega uma peça de mau gosto em si mesmo"*. Além disso, antes, a expectativa era de uma vida promissora e cheia de planos, agora, há muitas incertezas e "uma maior consciência da própria finitude". Finalmente, antes, havia a identificação com certos papéis e funções sociais que conferiam um lugar subjetivo ao paciente – pai, mãe, esposo, namorada, médico, arquiteto, artista –, agora, em alguns casos, a sensação é de ser "somente um paciente oncológico".

Dessa maneira, independentemente do sentido atribuído ao câncer, que pode ser entendido, por exemplo, como um alerta para se viver melhor e "parar de reclamar à toa", ou visto como uma ameaça ou "sentença de morte", fato é que a vida do paciente e de sua família nunca mais será vivida da mesma forma, mesmo quando há cura.

Ou seja, ao estar frente a frente com alguém cuja existência foi atravessada por uma doença oncológica, é importante estarmos avisados de que seu sofrimento extrapola a esfera física. Ora, o corpo não se resume ao organismo. O corpo é também invólucro de uma história singular, permeada por crenças e relações.

Tendo isso em vista, o Centro de Oncologia e Hematologia do Hospital Israelita Albert Einstein (HIAE) oferece a seus pacientes as chamadas "Terapias de Suporte", que compõem o tratamento oncológico por meio da atuação de profissionais da Enfermagem, Psicologia, Nutrologia, Nutrição, Oncogeriatria, Cuidados Paliativos, Odontologia, Medicina Integrativa e Fisioterapia, com vistas a prestar uma assistência coordenada e individualizada ao paciente oncológico e familiares, levando em consideração suas necessidades físicas, psíquicas, espirituais e sociais.

---

* As passagens entre aspas fazem referência a falas de pacientes comumente escutadas pelos mais diversos profissionais da equipe de saúde na oncologia.

Assim, o leitor tem em mãos o testemunho de anos de trabalho de profissionais das mais diversas áreas, que decidiram dividir suas experiências e conhecimentos para compor aqui a Série *Terapias de Suporte em Oncologia – Um Cuidado Centrado no Paciente*. Nosso objetivo principal é, portanto, instrumentalizar e sensibilizar estudantes e profissionais da saúde com relação à importância do trabalho interdisciplinar, naquilo que se refere ao cuidado integrado ao paciente e a sua família.

O conteúdo técnico-científico dos textos presentes nesta na *Série Terapias de Suporte em Oncologia - Um Cuidado Centrado no Paciente* é de responsabilidade dos autores, bem como dos organizadores de cada um dos volumes.

Marcus Vinícius Rezende Fagundes Netto
Denise Tiemi Noguchi
Organizadores da Série

Wilson Leite Pedreira Junior
Presidente do Grupo Cura/Merya. Ex-Diretor Executivo de Oncologia
e Hematologia do Hospital Israelita Albert Einstein (HIAE). Doutor em
Pneumologia pela Faculdade de Medicina da Universidade
de São Paulo (FMUSP). MBA pela Fundação Dom Cabral (FDC).
Pós-MBA pela Northwestern University – Kellogg School of Management

Prefácio

Em 2018, completei 40 anos de formado em Medicina. A maior parte dedicada a hematologia e onco-hematologia. Tive a felicidade e o privilégio de ver a evolução dessas especialidades e da oncologia de maneira geral. Doenças que eram sinônimo de morte se transformaram em crônicas ou curáveis, e as que ainda não obtiveram essa benção conseguiram aumento de sobrevida com novos quimioterápicos, terapias-alvo, imunoterápicos e terapias celulares. Basta citarmos a leucemia mieloide crônica que, a partir do ano 2000, trouxe o conceito de "cura funcional". Isto é, enquanto tomar uma pílula por dia, mais de 85% dos pacientes estarão curados; o uso de anticorpos monoclonais que, adicionados à quimioterapia, aumentaram os índices de cura dos linfomas; imunoterapia que trouxe nova esperança a pacientes com melanoma.

Mas outras coisas evoluíram com as terapias de suporte com novos antimicrobianos cada vez mais potentes, hemoterápicos seguros, precisão do laboratório, imunologia e genômica.

No entanto, não podemos nos esquecer que a multi ou transdisciplinaridade contribuiu e contribui muito para essa evolução favorável dos pacientes. Ainda mais, trazem um efeito holístico. Segundo a Organização Mundial de Saúde (OMS), saúde não é somente ausência de doença, mas um bem-estar completo, físico e mental.

Na minha área, transplante de medula óssea, talvez um dos mais complexos procedimentos em medicina e em oncologia geral, isso é patente. Não basta um paciente curado da doença de base, mas não reintegrado totalmente à sociedade e sem efeitos colaterais ou tardios de sua doença ou dos procedimentos a que se submeteu.

A participação de uma equipe composta de enfermeiros, nutrólogos, nutricionistas, fisiatras, fisioterapeutas, psicólogos, psiquiatras, farmacêuticos, assistentes sociais, dentistas e medicina integrativa, entre outros, é fundamental. Diria até que os indicadores de sobrevida e de qualidade de vida se relacionam diretamente com esses cuidados. Muitos trabalhos científicos já demonstram esse diferencial e isso vale para toda a oncologia.

No que se refere à nutrologia, isso não poderia ser diferente e é hoje um aspecto de importância ímpar. Desnutridos têm prognóstico em câncer pior que nutridos. Obesidade é um fator de risco. Isso particularmente foi bem estudado em leucemias da infância.

Mas, talvez, o fato mais marcante nessa área seja o chamado microbioma. Faço transplante de medula óssea há 30 anos. Sou de um tempo em que alimentos e talheres eram esterilizados. Comer crus, nem pensar; e a importância dada à multidisciplinaridade era menor.

Hoje, sabemos que o microbioma importa na evolução do paciente. Estamos revendo a necessidade de impedir os crus em geral ou selecioná-los de acordo com o risco de causarem mal a nossos pacientes. A importância do microbioma se tornou fundamental no combate ao câncer. Basta dizer que transplante de fezes está sendo indicado em doença do enxerto contra hospedeiro de pacientes transplantados. Equipe multiprofissional e transdisciplinaridade é o grande diferencial no tratamento do câncer.

Enfim, vivemos um mundo novo.

Este livro aborda aspectos como multidisciplinaridade, desnutrição e obesidade, tipos de dieta que os pacientes devem ser submetidos, alimentos que podem ajudar de modo coadjuvante no tratamento do câncer e a importância do microbioma.

É leitura obrigatória a toda equipe que cuida do paciente com câncer.

Sinto-me muito honrado em compartilhar estes escritos com os leitores.

Boa leitura!

Nelson Hamerschlak

Professor Livre-Docente da Faculdade de Medicina da
Universidade de São Paulo (FMUSP)
Coordenador do Programa de Hematologia e Transplantes de
Medula Óssea do Hospital Israelita Albert Einstein (HIAE)

Sumário

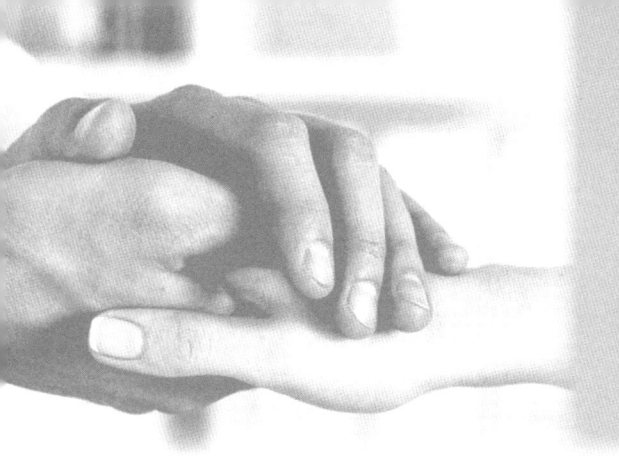

Capítulo 1

Sandra Elisa Adami Batista Gonçalves

Wilson Leite Pedreira Junior

Antônio Carlos Buzaid

A importância e atuação da nutrologia nos cuidados de suporte no paciente oncológico

☰ Nutrologia: uma especialidade médica

A nutrologia é uma especialidade da medicina que estuda a interação dos nutrientes com o organismo humano, tanto na saúde como na doença. Portanto, sua abrangência de atuação é bem ampla, envolvendo todas as esferas de promoção de saúde, desde o diagnóstico, tratamento e prevenção de doenças, sempre empenhando-se em restabelecer os possíveis desequilíbrios nutricionais. Foi reconhecida como especialidade médica pelo Conselho Federal de Medicina (CFM) em 1978, e então incluída no rol de especialidades médicas da Associação Médica Brasileira (AMB), segundo a resolução do CFM n. 1.845/2008.[1]

Cabe ao médico nutrólogo compreender as funções fundamentais dos nutrientes, suas possíveis deficiências ou excessos, e sua atuação dentro dos mais diferentes contextos metabólicos. Desse modo, poderá diagnosticar e prevenir os mais diversos distúrbios nutricionais, optar pelo melhor tratamento, além de empregar os nutrientes necessários na manutenção da saúde e qualidade de vida.

Alguns ramos da nutrologia foram aperfeiçoados ao longo do tempo, tal como a nutrição enteral (alimentação administrada através de sondas e gastrostomias) e a nutrição parenteral (alimentação administrada através de cateteres venosos). Estas são técnicas de nutrição altamente especializadas e complexas que têm proporcionado uma via alternativa de oferta nutricional nos momentos clínicos em que não é possível usar a via convencional de alimentação – a via oral. Regulamentadas segundo a Portaria do Ministério da Saúde n. 272 (de 8 de abril de 1998) e RDC n. 63 (2000) têm, desde então, garantido uma intervenção nutricional efetiva nas situações clínicas em que há grande prevalência de distúrbios nutricionais, tal como o tratamento cirúrgico e o tratamento oncológico. Esse artifício contribuiu enormemente para o sucesso do tratamento de diversas doenças, com impacto positivo na morbimortalidade e qualidade de vida aos pacientes.[2]

Recentemente, a nutrologia tem desenvolvido e estudado alguns alimentos providos de nutrientes que são biologicamente ativos dentro do metabolismo humano, conceituados segundo o International Life Sciences Institute (ILSI) como alimentos funcionais. Estes teriam o poder de modular os processos metabólicos e fisiológicos e, portanto, também poderiam influenciar o desenvolvimento e o tratamento de doenças, incluindo o câncer. São exemplos desses compostos nutricionais: os flavonoides, ácidos graxos ômega-3, arginina, glutamina, licopeno e diversas outras substâncias. Cabe à nutrologia entender a farmacocinética desses nutrientes e analisar as evidências científicas para seu emprego seguro dentro do contexto clínico de cada paciente.

≡ O papel da nutrologia no paciente oncológico

O câncer tem se consolidado como um problema de saúde pública no Brasil e no mundo. Segundo dados do Instituto Nacional de Câncer José de Alencar Gomes da Silva (Inca) a estimativa de incidência de câncer no biênio 2016-2017 foi de 298,13 casos novos de câncer em homens e 291,54 casos novos em mulheres, por 100 mil habitantes.[3] É uma doença que ocasiona uma intensa perda de peso em razão de sua propriedade de alterar o metabolismo, caracterizada pela elevação do gasto energético basal, resistência insulínica, lipólise e proteólise.[2] Resultando em balanço energético negativo, perda de peso, perda de massa muscular e depleção de reserva lipídica. Assim, não é incomum que o paciente já apresente deficiências nutricionais e até mesmo desnutrição instalada no momento do diagnóstico oncológico.[4]

A prevalência de desnutrição pode variar de acordo com o estágio e tipo de tumor, mas pode ser aumentada em tumores sólidos, em idosos e em pacientes com doença avançada. Estima-se que cerca de 20% dos pacientes acabam indo a óbito como consequência dos efeitos originários da desnutrição, que podem ser até mais deletérios do que do próprio câncer.[2,4]

A adequação nutricional deve ser iniciada antes mesmo do indivíduo apresentar qualquer sinal de doença, ou seja, preconiza-se uma ação mais preventiva. Assim, a adoção de um padrão dietético adequado poderia prevenir o aparecimento de câncer, tal como foi preconizado para dietas com baixo teor calórico, rica em grãos integrais, frutas e verduras, principalmente se tais hábitos forem aliados a atividade física rotineira. Igualmente, aconselha-se preferir carne de peixe a carne vermelha, limitar ingestão de alimentos processados e álcool.[5] O Quadro 1.1 sintetiza as recomendações dietéticas da American Cancer Society.[5]

Quadro 1.1
Recomendações nutricionais e atividade física para prevenção do câncer

Alcançar e manter um peso saudável
Seja o mais magro possível ao longo da vida sem estar abaixo do peso
Evitar excesso de peso ao longo da vida
Praticar atividade física regularmente e limitar o consumo de alimentos hipercalóricos e bebidas alcoólicas
Adotar um estilo de vida com atividade física
Adultos devem praticar pelo menos 150 minutos de atividade moderada ou 75 minutos de atividade vigorosa por semana
Crianças e adolescentes devem praticar pelo menos 1 hora de atividade vigorosa ou moderada por dia, sendo a vigorosa praticada pelo menos três vezes na semana
Evitar comportamento sedentário, como assistir televisão
Fazer alguma atividade física acima das atividades habituais
Consumir uma dieta saudável, com ênfase em alimentos vegetais
Escolher alimentos e bebidas em quantidades que ajudam a alcançar e manter o peso saudável
Limitar o consumo de carne processada e carne vermelha
Comer no mínimo 2,5 copos de vegetais e frutas por dia
Escolher ingerir grãos integrais ao invés de grãos refinados
Limitar o consumo de bebidas alcoólicas
Ingerir não mais que 1 dose ao dia para mulheres e 2 doses ao dia para homens

Fonte: Adaptado de American Cancer Society, 2012.[5]

Estudos têm demonstrado que a obesidade aumenta a incidência de câncer[5,6] e pode ser responsável por até 20% de todos os casos de tumores malignos.[7] Nos Estados Unidos, estatísticos demonstraram que os fatores dietéticos associados a sobrepeso correspondem a até 35% dos casos de câncer (Figura 1.1). Os principais mecanismos fisiopatológicos que explicam essa associação da obesidade com o aumento da incidência de câncer englobam o estado de hiperinsulinemia, resistência periférica a insulina e conversão excessiva de estrogênios no tecido adiposo.[8] Particularmente em mulheres após a menopausa, a obesidade estabelece uma relação de causa-efeito na incidência de câncer de mama resultante do aumento do estradiol circulante.[7] A partir disso, estudos têm sugerido manobras para reduzir o risco do câncer de mama aconselhando um padrão dietético com baixo teor de carboidratos, elevada ingestão de vegetais, adotar atividade física e manejo da adiposidade visceral.[9,10]

Ao contrário da obesidade, a desnutrição pode surgir como consequência de efeitos sistêmicos do tumor, ou como resultado de seus efeitos locais ou efeitos adversos da terapia anticâncer.[4]

Muitos pacientes desenvolvem manifestações clínicas que prejudicam a ingestão, digestão e absorção de nutrientes. Servem como exemplos as enterites, obstruções intestinais, alteração dos odores e sabores dos alimentos, diarreias e vômitos.

O atraso no diagnóstico da desnutrição também contribui para piorar esse cenário, uma vez que nem sempre a desnutrição se apresenta como um puro e simples emagrecimento, ademais os seus marcadores séricos, a exemplo da albumina, não representa uma medida direta de má nutrição, e sim, um agravamento do processo da doença.

Figura 1.1
Fatores associados ao câncer.

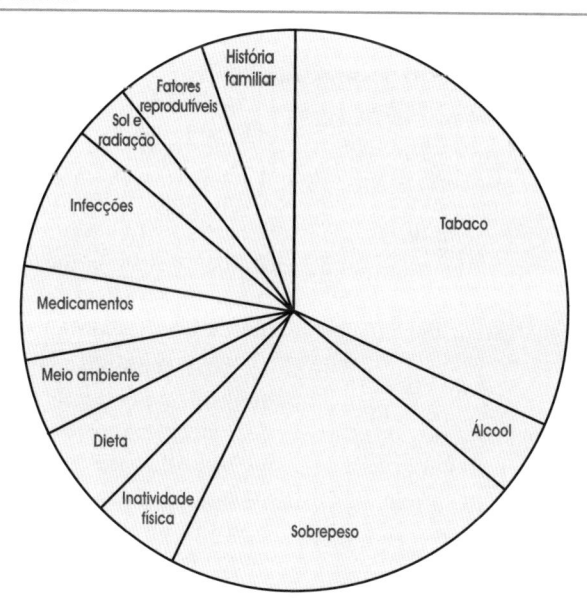

Fonte: Adaptada de Wolin et al., 2010.[7]

A sarcopenia em pacientes com câncer é definida por uma intensa perda de massa muscular associada à perda de funcionalidade e força. Essa condição, além de aumentar a toxicidade das drogas quimioterápicas, proporciona uma redução da sobrevida.[11]

Iniciar o tratamento nutricional, idealmente antes do aparecimento da desnutrição, evita vários eventos adversos e seus efeitos deletérios. Esses pacientes devem ser reconhecidos precocemente para um manejo nutricional cauteloso e adequado, posto que apresentam elevada incidência de complicações e distúrbios metabólicos.

A nutrologia também tem atuação fundamental em reconhecer e corrigir padrões dietéticos incompatíveis com o tratamento anticâncer. Um importante estudo avaliou o impacto de se realizar o aconselhamento dietético ou suplementação nutricional em 111 pacientes com câncer colorretal. O benefício da intervenção nutricional foi analisado quanto a qualidade de vida, estado nutricional e morbidade antes, durante e após 3 meses de radioterapia. Os grupos eram alocados para receber o aconselhamento dietético, o suplemento nutricional ou nenhuma intervenção. Ao término do tratamento radioterápico, a ingestão energética foi maior tanto no grupo de aconselhamento dietético quanto no grupo suplementado. No entanto, após 3 meses de término do tratamento, o grupo que recebeu aconselhamento dietético foi o único que manteve a melhor ingestão calórica e melhor qualidade de vida em relação aos outros grupos.[10]

Quando a ingestão calórica se torna insuficiente ou o paciente está impedido de alimentar-se adequadamente por causa de cirurgias ou obstruções tumorais, é necessário empregar dispositivos invasivos para estabelecer uma via alternativa de alimentação. Cabe ao médico nutrólogo indicar a melhor via de alimentação, momento de início, escolha da formulação nutricional e o volume a ser ofertado, assim como a prescrição dos demais medicamentos necessários para a otimização dessa terapia. Para isso, é necessário compreender o estado clínico e o distúrbio metabólico atual para, então, poder eleger, de maneira individualizada, a nutrição mais eficaz para esses pacientes. O médico pode então optar pela via enteral, realizada através de sondas e gastrostomias, ou mesmo pela via parenteral, realizada através de cateteres venosos. Com essas intervenções é possível prevenir ou mesmo reverter a perda de peso e, consequente, melhorar os resultados dos pacientes, tais como *performance status*, apetite e qualidade de vida.

A nutrologia também estuda e avalia o emprego de alguns nutrientes especiais que exercem funções adjuvantes no tratamento do paciente oncológico. O exemplo mais clássico é o ácido eicosapentaenoico (EPA). Estudos demonstraram que esse micronutriente é capaz de melhorar a composição corporal e modular o metabolismo,[12] por meio de sua interferência em diversos mecanismos fisiometabólicos, tais como: capacidade de modular a produção de citocinas pró-inflamatórias e melhorar a sensibilidade celular à ação da insulina para síntese proteica.[12] Isso justifica seu emprego durante o tratamento de quimioterapia por sua evidência em reduzir os efeitos colaterais das drogas utilizadas para o tratamento do câncer, já que é uma fase de grande liberação de mediadores inflamatórios.

Uma complicação grave e muito frequente em doentes oncológicos é a caquexia, que se caracteriza como uma síndrome multifatorial composta por inflamação, anorexia, perda de peso e perda funcional. Tem grande impacto negativo sobre a tolerância ao tratamento, sobrevida e qualidade de vida. Ao final, esses pacientes terão piores resultados, com aumento da incidência de complicações, infecções, tempo de internação e mortalidade. Todo esse aparato de manifestações são consequências metabólicas da produção irrestrita de citocinas pró-inflamatórias, principalmente TNF-alfa e IL-6.[2] A intervenção nutricional precoce se faz primordial para minimizar esses efeitos deletérios, reduzir complicações e restaurar a funcionalidade do indivíduo.

A atuação da nutrologia também abrange pacientes em cuidados paliativos, aqueles em que não é possível alcançar a cura da doença e, portanto, a terapêutica almeja o bem-estar do indivíduo. Nesses casos, a intervenção nutricional pode ser menos agressiva; porém, confortante, por poder adotar uma oferta de alimentos de maior preferência do paciente e se utilizar de todos os meios necessários para atender aos anseios do paciente e dos seus familiares. Ao mesmo tempo, pode intervir na retirada de dispositivos invasivos nutricionais que possam ser fúteis e que estejam somente trazendo sofrimento ao paciente e seus familiares.[13]

≡ Considerações finais

A nutrologia tem como premissa que o declínio nutricional nem sempre pode ser considerado parte da evolução da doença, e que uma adequada intervenção pode mudar os resultados do tratamento oncológico. Administrar a terapia nutricional é muito mais do que apenas ofertar alimentos, não só é parte do cuidado integrado e do suporte ao paciente, como também promove sentimentos de segurança e conforto para o paciente e seus familiares.

≡ Referências

1. Associação Brasileira de Nutrologia (Abran). Especialidade Médica. [cited 2019 May]. Available from: http://abran.org.br/para-o-publico/nutrologia/especialidade-medica-2/.

2. Arends J, Bachmann P, Baracos V, Barthelemy N, Bertz H, Bozzetti F et al. ESPEN Guidelines on nutrition in cancer patients. Clin Nutr. 2017;36(1):11-48.

3. Instituto Nacional de Cancer José Alencar Gomes da Silva (Inca). Instituto Nacional de Câncer – Estimativa 2016. [cited 2019 May]. Available from: http://www.inca.gov.br/estimativa/2014/sintese-de-resultados-comentarios.asp.

4. Capra S, Ferguson M, Ried K. Cancer: impact of nutrition intervention outcome – nutrition issues for patients. Nutrition. 2001;17(9):769-72.

5. Kushi LH, Doyle C, McCullough M, Rock CL, Demark-Wahnefried W, Bandera EV et al. American Cancer Society Guidelines on Nutrition and Physical Activity for Cancer Prevention. CA Cancer J Clin. 2012;62:30-67.

6. Renehan AG, Tyson M, Egger M, Heller RF, Zwahlen M. Body-mass index and incidence of cancer: a systematic review and meta-analysis of prospective observational studies. Lancet. 2008;371:569-78.

7. Wolin KY, Carson K, Colditz GA. Obesity and Cancer. Oncologist. 2010;15:556-65.

8. Gonzalez M, Pastore C, Orlandi SP, Heymsfield SB. Obesity paradox in cancer: new insights provided by body composition. Am J Clin Nutr. 2014;99(5):999-1005.

9. Shapira N. The potential contribution of dietary factors to breast cancer prevention. Eur J Cancer Prev. 2017;26(5):385-95.

10. Ravasco P, Monteiro-Grillo I, Vidal PM, Camilo ME. Dietary counseling improves patient outcomes: a prospective, randomized, controlled trial in colorectal cancer patients undergoing radiotherapy. J Clin Oncol. 2005;23(7):1431-8.

11. Barret M, Antoun S, Dalban C, Malka D, Mansourbakht T, Zaanan A et al. Sarcopenia is linked to treatment toxicity in patients with metastatic colorectal cancer. Nutr Cancer. 2014;66(4):583-9.

12. Pappalardo G, Almeida A, Ravasco P. Eicosapentaenoic acid in cancer improves body composition and modulates metabolism. Nutrition. 2015; 31(4):549-55.

13. Gillespie L, Raftery AM. Nutrition in palliative and end-of-life care. Br J Community Nurs. 2014;19(Sup7):S15-20.

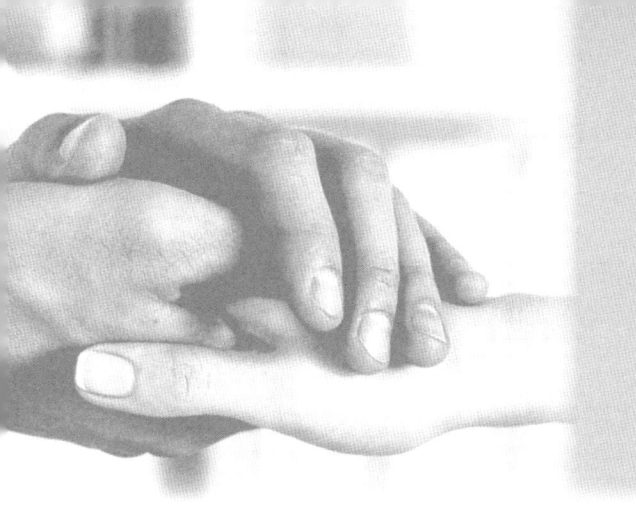

Capítulo 2

Andrea Pereira

Dan Waitzberg

Maria de Lourdes Teixeira

Orientação da dieta e suplementação oral nos cuidados de suporte no câncer

☰ Introdução

Nos pacientes oncológicos o estado nutricional é prejudicado pela redução do apetite ou anorexia, depressão, alteração do paladar e do olfato, saciedade precoce, inflamação, entre outros.[1-4] Essas alterações estão associadas à doença e ao seu tratamento, quimioterapia, radioterapia, cirurgia e transplante de células-tronco hematopoiéticas.[1,2]

É considerado um consumo nutricional inadequado, sujeito a intervenção nutricional, quando o paciente não come por mais de 1 semana e/ou se a sua ingestão for menor que 60% do ideal por mais de 1 a 2 semanas.[4] O último consenso sugere uma adequação calórica de 25 a 30 kcal/kg de peso/dia e proteico de 1 a 1,5 g/kg de peso/dia, de um modo geral.[4]

Deve-se, então, adequar a intervenção nutricional de acordo com cada fase do tratamento do câncer, sendo curativo ou paliativo (Figura 2.1).[4] A desnutrição pode se desenvolver em qualquer período do tratamento e/ou ser progressiva. A intervenção nutricional adequada deve ser baseada em avaliação precoce. E próximo ao final de vida deve ser focada no controle e melhora dos sintomas associados à dieta.[4]

Na Figura 2.2 observa-se a influência do índice de massa corpórea e da porcentagem de perda de peso na sobrevida dos pacientes com câncer grave.[4,5] O valor de 0 a 4 prediz a sobrevida dos pacientes com câncer avançado. Com base em grupos de índice de massa corpórea (IMC) e perda de peso mostrando uma média de sobrevida (0 – melhor prognóstico e 4 – pior prognóstico).[4,5]

Todas essas considerações reforçam a importância da intervenção nutricional precoce nos pacientes oncológicos com a finalidade de melhora de prognóstico, sintomas digestivos e qualidade de vida, entre outras.

☰ Desafios da dieta oral

A desnutrição e a perda de peso no paciente oncológico, principalmente associada à redução da massa magra, pioram a sobrevida e a resposta ao tratamento na maioria dos tipos de câncer.[6-8] Essa perda de peso tende a ser mais agressiva nos cânceres de pâncreas e do trato gastrointestinal e menos significativa na leucemia, linfoma, câncer de mama e sarcomas.[2] O aporte calórico-proteico adequado tem a finalidade de melhorar os sintomas e o prognóstico do paciente, sendo de suma importância a avaliação e a terapia nutricional precoce.[9]

Figura 2.1
Evolução dos pacientes com câncer e sobreviventes.

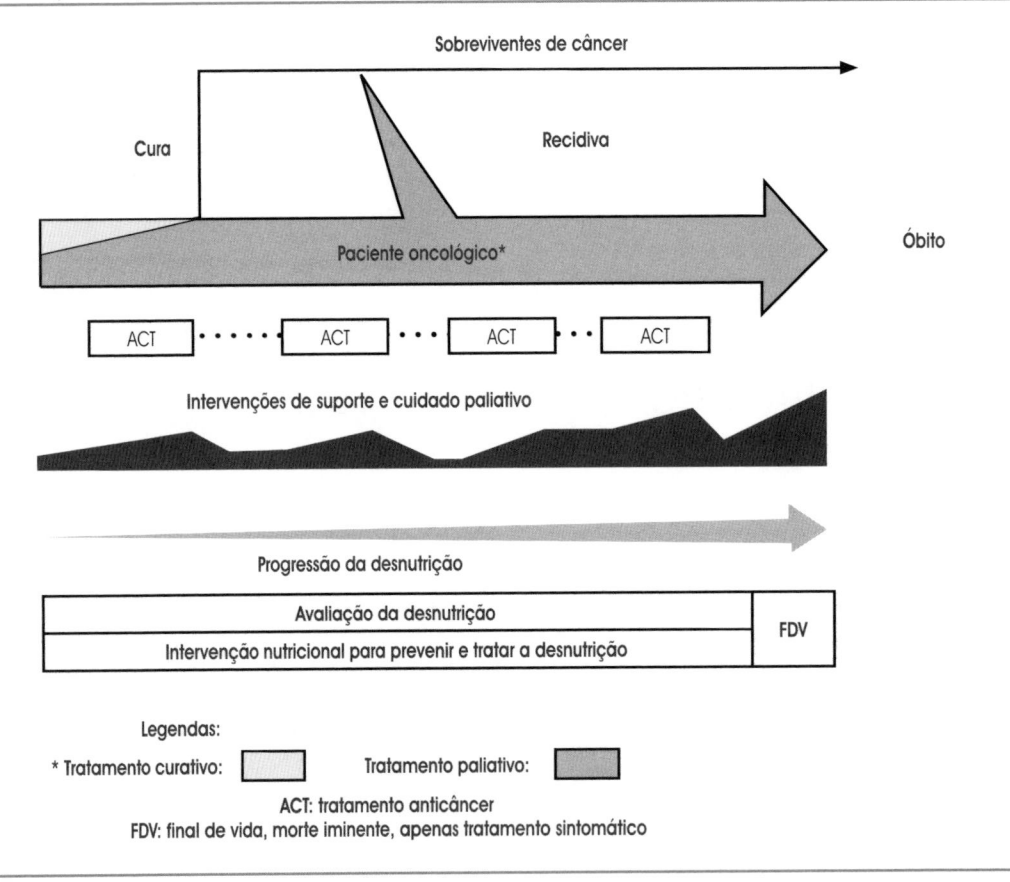

Figura 2.2
Associação do índice de massa corpórea e da porcentagem de perda de peso na sobrevida dos pacientes com câncer grave.

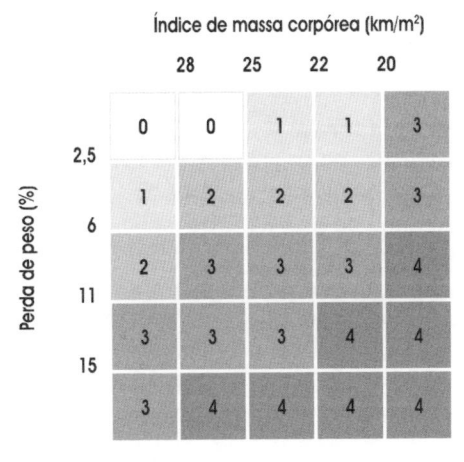

Fonte: Adaptada de Arends et al., 2016; Martin et al., 2015.[4,5]

O último consenso europeu nutricional no paciente oncológico mostra uma maior evidência na melhora da qualidade de vida em relação à sobrevida nos pacientes que receberam intervenção nutricional.[4]

Os sintomas descritos na Tabela 2.1 prejudicam um aporte dietético adequado e devem ser tratados e nortear a conduta nutricional.[10]

Tabela 2.1
Porcentagem dos sintomas que acometem pacientes oncológicos que prejudicam a ingestão oral.

Sintomas	%	Sintomas	%
Dor	84	Dispneia	50
Fadiga	69	Náusea	36
Fraqueza	66	Disgeusia	28
Anorexia	66	Vômitos	23
Xerostomia	57	Mucosite	5
Constipação	52	Diarreia	7

Fonte: Walsh e Donnelly, 2000.[10]

Também deve-se levar em consideração a temperatura e a qualidade dos alimentos, pois uma alimentação mais próxima possível do habitual do paciente ("caseira") e uma atitude educada e calma ao entregar a refeição para o paciente, representam as principais solicitações com relação à comida, principalmente hospitalar.[11] Além disso, um ambiente tranquilo, odores, apresentação das refeições, utilização de condimentos, entre outras medidas podem melhorar a aceitação oral (Quadro 2.1).[12-14]

Quadro 2.1
Cuidados a serem adotados na rotina diária para melhorar a experiência alimentar.

Ambiente das refeições	Mobiliário adequado, cuidados com procedimentos de rotina (odor e horários de uso de produtos de limpeza, porta fechada de sanitário etc.) realizados simultaneamente à refeição, manter o ambiente arejado e limpo

(Continua)

Quadro 2.1 (Continuação)
Cuidados a serem adotados na rotina diária para melhorar a experiência alimentar.

Respeito as características individuais	Garantir que o paciente não receba alimentos que apresenta aversão ou restrição (recusa, religião ou outros). Inclusão dos itens alimentares negociados com o paciente e solicitados na rotina
Suporte e acomodação para as refeições	Utensílios e mesa para apoiar bandeja ergonômicos, dieta assistida sempre que necessário, limpeza e organização do quarto
Odores e apresentação das refeições	Evitar alimentos de odor forte, usar alternativas como baixelas com cloche, com orifício para liberação de aromas ou minimizar odores abrindo a bandeja previamente; evitar pratos com divisória e porções muito grandes; evitar embalagens pouco atrativas para suplementos e dietas, cuidados com o uso de utensílios descartáveis frágeis para manusear a refeição
Restrições alimentares	Evitar restrições dietéticas desnecessárias (como dietas hipossódicas, restritas em proteínas e demais restrições que devem ser ponderadas e avaliadas)
Utilização de condimentos	Azeite, manteiga, ervas desidratadas, limão, entre outros, podem ser testados com o paciente e utilizados
Educação nutricional e suporte da equipe	Conscientização e explicação da importância e das características da dieta para pacientes e acompanhantes ajudam na sua adesão e na resolução de dificuldades; as decisões das mudanças na dieta devem ser negociadas com os pacientes; a equipe deve partilhar as informações para evitar pluralidade de orientações

Fonte: Fernández et al., 2015; Gustafsson et al., 2006; Barban et al., 2017.[12-14]

≡ Suplementos orais

Segundo a Portaria n. 19/2008 da Anvisa, a definição de suplemento ou complemento alimentar é alimento ou substância que fornece nutrientes, além das necessidades normais, devido gasto metabólico acelerado, requerendo reposição excedente. Ou produto elaborado com a finalidade de complementar a dieta cotidiana de uma pessoa, que necessita compensar uma possível deficiência de nutrientes, a fim de alcançar os valores da dose diária recomendada (DDR). Essa Portaria enfatiza que o complemento nutricional não substitui o alimento, não podendo ser utilizado como dieta exclusiva.

Os suplementos orais (SO) são indicados quando a ingestão proteico-calórica é insuficiente, em razão de todas as alterações no paciente oncológico, indica-se SO em quase 100% dos casos.[1] Estudos mostraram que os grupos de pacientes com câncer que usaram o SO regularmente apresentaram maior ganho de peso e sobrevida.[1]

A terapia com SO deve ser indicada em pacientes com perdas graves a moderada de peso (Tabela 2.2); uso de quimioterapia com alta toxicidade, ocasionando náuseas, vômitos e mucosite.[8,15,16]

Tabela 2.2
Classificação da perda de peso habitual em porcentagem.

Período	Perda moderada	Perda grave
1 semana	≤ 2,0%	> 2,0%
1 mês	≤ 5,0%	> 5,0%
3 meses	≤ 7,5%	> 7,5%
6 meses ou +	≤ 10,0%	> 10,0%

Fonte: Blackburn et al., 1977.[16]

Com a finalidade de auxiliar na maior adesão ao suplemento oral existem vários sabores e consistências, além de características nutricionais específicas para cada um deles. Devemos adequar o melhor suplemento para cada paciente e isso é um processo individualizado. Na Tabela 2.3 podemos observar vários suplementos presentes no mercado brasileiro e que podem ser usados para os nossos pacientes.

Tabela 2.3
Características dos suplementos nutricionais disponíveis no mercado brasileiro.

Descrição das formulações	Densidade energética (kcal/mL)	Osmolalidade (mOsm/L)	Proteínas (g)/100 kcal	Características adicionais	Nomes comerciais
Formulações Padrão					
Padrão em pó	1,0	350 a 700	3,7 a 7,5	Sabores: baunilha, chocolate, morango, banana. Contém sacarose e lactose	Ensure®, Nutren active®, Sustare®, Sustein®, Sustacal®, Susteinlac®, Sustevit®
Líquida, hipercalórica, com sabor (200 a 250 mL)	1,5	355 a 700	3,7 a 7,0	Sabores: baunilha, chocolate, morango, banana, uva, abacaxi e maçã. Contém sacarose e lactose. Pode conter beta-hidroximetilbutirato de cálcio	Energyzip®, Nutridrink®, Ensure®, Ensure Plus Advance®, Fresubin®, Fresubin Protein®, Fresubin Energy®, Fresubin Jucy®
Líquida, hipercalórica, com sabor e volume reduzidos (200 a 250 mL)	1,5 a 1,6	385 a 730	3,7 a 7,0	Sabores: baunilha, chocolate, morango, cappuccino, lima-limão, pêssego-gengibre, frutas tropicais. Podem conter sacarose e lactose. Podem conter EPA	Nutridrink compact®, Forticare®, Fresubin Lipid drink®
Sem sabor	1,0 a 1,5	400	4 a 11	Podem conter sacarose e/ou lactose	Nutren Senior®
Líquida ou pastosa, hipercalórica	2,0	359 a 720	4,4 a 12,5	Podem conter sacarose. Usadas em cardápios com consistência pastosa	Nutren 2.0®, Fresubin créme®

(Continua)

Tabela 2.3 (Continuação)
Características dos suplementos nutricionais disponíveis no mercado brasileiro.

Formulações sem sacarose/lactose					
Padrão em pó	1,0	350 a 470	4,9 a 6,0	Baunilha e chocolate	Glucerna®, Novasource GC®
Sem sabor	1,5	365	5,0 a 6,2	Sem sabor	Nutridrink Max®, Inmax®
Líquida (200 a 250 mL)	1,0	365 a 470	4,7 a 6,0	Baunilha ou chocolate	Glucerna®, Diamax®, Diasip®

Legenda: EPA: ácido eicosapentaenoico (ômega-3).

Fonte: Barban et al., 2017.[14]

Deve-se considerar também a quantidade de macro e micronutrientes ofertados aos pacientes oncológicos, conforme descrito na Tabela 2.4.[1]

Tabela 2.4
Recomendação diária de macro e micronutrientes para pacientes eutróficos com câncer em tratamento.

Nutrientes	Recomendação
Calorias totais	25-35 kcal/kg de peso
Proteínas	1,5-2,0 g/kg de peso
Zinco	15-20 mg/dia
Selênio	120 mcg/dia
Sódio	>16 mMol/dia
Potássio	>16 mMol/dia
Cálcio	>16 mMol/dia
Fósforo	>16 mMol/dia
Magnésio	>200 mg/dia

≡ Conclusão

A intervenção nutricional oral é essencial nos pacientes oncológicos em terapia de suporte, seja ambulatorial ou hospitalar. Esses pacientes devem ser avaliados e ter uma dieta oral individualizada, como também a prescrição de suplemento oral, quando necessária. E, ao longo do tratamento e da evolução da doença, essa intervenção deve ser revista e modificada, adequando-a às necessidades do paciente.

≡ Referências

1. Nitenberg G, Raynard B. Nutritional support of the cancer patient: issues and dilemmas. Crit Rev Oncol Hematol. 2000;34:137-68.
2. Tisdale MJ. Mechanisms of Cancer Cachexia. Physiol Rev. 2009;80:381-410.
3. Epstein JB, Barasch A. Taste disorders in cancer patients: Pathogenesis, and approach to assessment and management. Oral Oncol. 2010;46(2):77-81.
4. Arends J, Bachmann P, Baracos V, Barthelemy N, Bertz H, Bozzetti F et al. ESPEN Guidelines on nutrition in cancer patients. Clin Nutr. 2017;36(1):11-48.
5. Martin L, Senesse P, Gioulbasanis I, Antoun S, Bozzetti F, Deans C et al. Diagnostic criteria for the classification of cancer-associated weight loss. J Clin Oncol. 2015;33(1):90-9.
6. Caccialanza R, Pedrazzoli P, Cereda E, Gavazzi C, Pinto C, Beretta GD et al. Nutritional support in cancer patients: a position paper from the Italian Society of Medical Oncology (AIOM) and the Italian Society of Artificial Nutrition and Metabolism (SINPE). J Cancer. 2016;7:131-5.
7. Kiss N. Nutrition support and dietary interventions for patients with lung cancer: current insights. Lung Cancer Targets Ther. 2016;7:1-9.
8. Waitzberg DL, Nardi L De, Alves CC, Horie LM. Avaliação e planejamento nutricional em câncer. Onco&. 2012;30-5.
9. Fearon KCH. The 2011 ESPEN Arvid Wretlind lecture. Cancer cachexia: the potential impact of translational research on patient-focused outcomes. Clin Nutr. 2012;31(5):577-82.
10. Walsh D, Donnelly SRL. The symptoms of advanced cancer: relationship to age, gender, and performance status in 1,000 patients. Support Care Cancer. 2000;8(3):175-9.

11. Tranter MA, Gregoire MB, Fullam FA, Lafferty LJ. Can patient-written comments help explain. JADA. 2009;109(12):2068-72.

12. Fernández AC, Pintor B, Maza D, Casariego AV, Taibo RV, José J et al. Food intake and nutritional status influence outcomes in hospitalized hematology-oncology patients. Nutr Hosp. 2015;31(6):2598-605.

13. Gustafsson I-B, Ostrom A, Johanson J, Mossberg L. The five aspects meal model: a toolfor developing meal services in the restaurants. J Foodservice. 2006;17:84-93.

14. Barban JB, Simões B, Del B, Moraes GDC, Anunciação R, Rocha C et al. Consenso Brasileiro de Nutrição em Transplante de Células Tronco Hematopoiético – Parte Adulto. Rio de Janeiro: Sociedade Brasileira de Transplante de Medula Óssea; 2017. p. 1-81.

15. Bozzetti F. Nutritional support of the oncology patient. Critical Reviews in Oncology/Hematology. 2013;87:173-90.

16. Blackburn GL, Bistrian BR, Maini BS. Nutritional and metabolic assessment of the hospitalized patient. JPEN J Parenter Enteral Nutr. 1977;1(1):11-22.

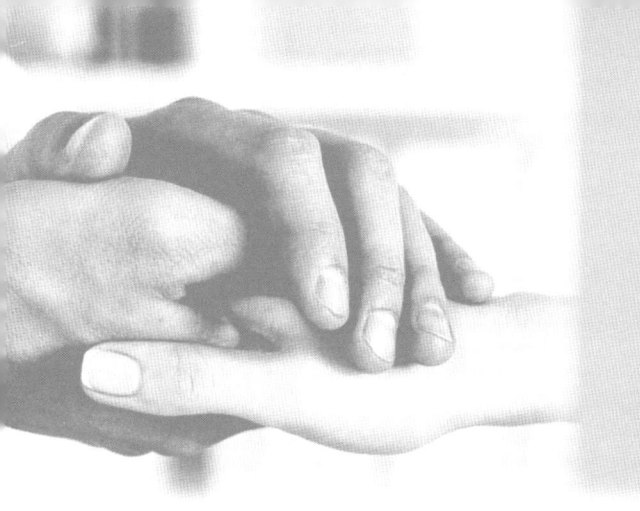

Capítulo 3

Selma Freire Carvalho Cunha

Pedro Paulo Dal Bello

Gilmária Millere Tavares

Terapia nutrológica enteral domiciliar

≡ Introdução

É bem estabelecido que a subnutrição piora a qualidade de vida, intensifica os efeitos colaterais do tratamento oncológico sistêmico, predispõe ao aparecimento de complicações metabólicas e infecciosas, retarda a cicatrização de feridas e induz a interrupção parcial ou permanente do uso da terapia antineoplásica. Além disso, a subnutrição ocorre em mais de 50% dos pacientes com câncer avançado e está relacionada com a redução da sobrevida. A caquexia é a primeira causa de morte em 4 a 23% dos casos de pacientes com câncer avançado.[1] Tal cenário, revela a importância da abordagem nutricional no cuidado multimodal do paciente oncológico no ambiente hospitalar e, em especial, no cenário domiciliar, no qual os pacientes permanecem a maior parte do tempo após a definição do diagnóstico e das linhas de tratamento.

Com relação ao atendimento hospitalar, o acompanhamento ambulatorial representa uma alternativa à desospitalização para pacientes oncológicos, permite sua reintegração social ao convívio familiar, proporciona redução dos gastos do sistema de saúde, seja ele público ou privado. Além disso, a terapia nutrológica domiciliar reduz os riscos das complicações relacionadas com as internações prolongadas. Seguindo os princípios básicos da linha hospitalar, a abordagem do paciente oncológico no domicílio deve ser precoce e respeitar uma sequência racional de condutas, que inclui o aconselhamento nutricional, o uso de suplementos orais, a nutrição enteral e a nutrição parenteral. Neste capítulo, serão abordados aspectos práticos da terapia nutrológica enteral domiciliar.

≡ Prevalência de deficiências nutricionais em pacientes oncológicos

A prevalência das alterações do estado nutricional em pacientes oncológicos varia entre 30 e 80%,[2] em função dos diversos instrumentos de avaliação. Mesmo em países desenvolvidos, a subnutrição relacionada com câncer foi identificada pela equipe médica em apenas 40% dos casos, embora 52% dos pacientes apresentassem subnutrição moderada ou grave.[3] Entre 576 pacientes oncológicos internados em diversas enfermarias de um hospital terciário brasileiro, 13% eram subnutridos graves, enquanto o risco nutricional/subnutrição moderada foram documentados em 49% dos pacientes; a subnutrição grave foi mais prevalente em pacientes com neoplasia de cabeça e pescoço (25%), trato digestivo superior (22%) e nos tumores ósseos e de partes moles (18%).[4] A falta do diagnóstico implica em inadequação da conduta nutricional.[3] Um estudo multicêntrico conduzido em hospitais franceses constatou que entre os pacientes oncológicos subnutridos, apenas 58% recebiam suporte nutricional por suplementação oral, nutrição enteral ou parenteral.[5]

Alguns estudos que avaliam a prevalência de risco nutricional/subnutrição foram conduzidos com pacientes em acompanhamento ambulatorial. Em serviço de oncologia clínica ligado a um hospital universitário brasileiro, documentou-se alta prevalência de risco nutricional moderado e grave já no início da quimioterapia (80%) e da radioterapia (64%).[6] Os pacientes que receberam quimioterapia apresentaram pequena redução de risco nutricional no meio (66%) e ao término (68%) do tratamento antineoplásico; os pacientes sob radioterapia mantiveram taxas constantes de risco nutricional durante todo o tratamento.[6]

≡ Etiologia das deficiências nutricionais em pacientes oncológicos

O risco nutricional depende de inúmeros fatores, entre eles a localização e o tipo de tumor, além da modalidade de tratamento oncológico. Os tumores de cabeça e pescoço e do trato digestivo podem resultar em disfagia, odinofagia, saciedade precoce e sinais e sintomas de obstrução intestinal, que implicam em redução na ingestão de alimentos, com consequente restrição de energia e de nutrientes. Algumas neoplasias malignas, como o câncer de estômago, de pulmão, de pâncreas e os sarcomas causam hipermetabolismo como resultado da produção elevada de compostos tumorais, das citocinas infla-

matórias e de alterações endócrinas. Além do estresse inflamatório induzido pela própria cirurgia (quando for o caso), a quimioterapia, a radioterapia e a imunoterapia são responsáveis por diversos efeitos colaterais com destaque para náuseas, vômitos, diarreia, mucosite, xerostomia e disgeusia.[7]

≡ Indicações de terapia nutrológica enteral domiciliar

Os dados brasileiros sobre o perfil epidemiológico de pessoas que recebem terapia enteral domiciliar são escassos. Embora não represente o número de pacientes que recebem a terapia nutricional enteral no domicílio, há alguns dados disponíveis sobre a dispensação de dieta enteral industrializada pelas Secretarias Estaduais de Saúde. Tais dados evidenciam que no Brasil o número de pacientes que recebe nutrição enteral domiciliar aumentou vertiginosamente na última década. Por exemplo, entre 2008 e 2017, houve um aumento de 98% no número de pacientes da área metropolitana de Vitória e nove municípios da região que receberam dieta enteral industrializada, sendo que apenas nos últimos 5 anos (2013 a 2017) esse acréscimo foi de 36% (dados fornecidos pela Secretaria de Estado da Saúde do Espírito Santo, em janeiro de 2018).

Pacientes com doenças neurológicas ou neoplásicas representavam a totalidade dos casos acompanhados em ambulatório de um serviço público especializado em nutrição enteral domiciliar que atende Ribeirão Preto, São Paulo, e cidades vizinhas.[8] Um estudo conduzido em Alfenas-MG mostrou que 21% dos pacientes em uso de terapia enteral domiciliar eram portadores de neoplasias.[9] Em Belo Horizonte, Minas Gerais, a análise de cinco centros de alta complexidade em oncologia ligados ao sistema público de saúde apontou que entre os pacientes que recebem terapia enteral domiciliar, a média de idade foi de 59 anos, maior prevalência em homens

(71%) e entre aqueles com cânceres de cabeça e pescoço (boca, língua, laringe e faringe) e do trato gastrointestinal (cólon, reto, esôfago e estômago).[10]

Dentre as condições básicas para que um paciente receba suporte nutricional domiciliar, cita-se a estabilidade hemodinâmica e metabólica, a presença de um cuidador apto para administração das dietas, as condições satisfatórias de saneamento básico no domicílio, possibilidade de acompanhamento ambulatorial e assistência para transporte até um centro de saúde de referência, caso seja necessário.[11] De modo geral, a nutrição enteral estará indicada quando o trato gastrointestinal estiver apto para ser usado e quando as ofertas energética e proteica da via oral forem insuficientes para atender as necessidades do paciente.[8] Assim como em diversas situações clínicas, a nutrição enteral está indicada quando o paciente oncológico apresentar uma ingestão energética inferior a 70% em relação às suas necessidades nutricionais.[12] Obviamente, a indicação de terapia nutrológica enteral não deve ser definida por regras rígidas, já que outros aspectos devem ser levados em consideração no cenário oncológico. O desejo do paciente, o estadiamento da doença, a capacidade funcional e a expectativa de vida são fatores que influenciam na decisão do início e da manutenção da terapia nutricional enteral. O oncologista clínico é peça-chave nessa tomada de decisão, fornecendo informações que podem auxiliar nutrólogos e nutricionistas na elaboração do suporte nutricional enteral mais adequado.

≡ Objetivos da terapia nutrológica enteral domiciliar

■ No perioperatório de ressecção tumoral

A terapia enteral domiciliar pode ser uma importante ferramenta no tratamento perioperatório de ressecções tumorais, seja para recuperação ou para manutenção do estado nutricional ou minimizando o estresse inflamatório decorrente do procedimento cirúrgico. Para cânceres de cabeça e pescoço, sugere-se atrasar a cirurgia em 10 a 14 dias, caso o paciente se encontre subnutrido ou em risco de subnutrição.[13] Extrapola-se essa recomendação para outros tipos de câncer, após uma discussão clara entre o nutrólogo, o cirurgião oncológico e o oncologista clínico sobre os riscos e benefícios do retardo do procedimento cirúrgico. Embora seja inviável a recuperação do peso perdido, a abordagem nutrológica no pré-operatório visa a correção de distúrbios hidroeletrolíticos, das deficiências de micronutrientes (vitaminas e minerais) e a otimização da oferta energética e proteica. As condutas no pré-operatório incluem evitar o jejum por meio da oferta de solução hídrica contendo carboidratos, exceto quando houver retardo no esvaziamento gástrico. Além disso, tem sido recomendado reiniciar a dieta oral no primeiro dia do pós-operatório.[14]

Gavazzi e colaboradores[15] conduziram um estudo para avaliar o efeito da nutrição enteral domiciliar na evolução de pacientes em pós-operatório de neoplasia do trato gastrointestinal superior que apresentassem risco nutricional (escore do NRS 2002 ≥ 3). Após a alta hospitalar, um grupo recebeu nutrição enteral por jejunostomia (n = 38) e o outro apenas aconselhamento nutricional (n = 41). Os pacientes que receberam nutrição enteral mantiveram o peso corporal, enquanto o grupo que recebeu aconselhamento nutricional perdeu 3,6 kg; a chance de completar a quimioterapia conforme planejamento foi maior no grupo que recebeu a nutrição enteral domiciliar (48% *versus* 34%). Além dos parâmetros de avaliação nutricional, um estudo recente documentou o efeito da nutrição enteral domiciliar suplementar (764 kcal; 32 g de proteínas) na qualidade de vida de 149 pacientes em pós-operatório de esofagectomia por neoplasia esofágica.[16] Embora ainda haja perda de peso em relação aos valores pré-cirúrgicos, o estudo concluiu que a nutrição enteral domiciliar suplementar por período mínimo de um mês após a alta hospitalar está associada com a atenuação do impacto negativo da cirurgia na qualidade de vida. Há recomendações de que o paciente que foi submetido à ressecção tumoral deva receber terapia nutrológica (por suplementos orais ou nutrição enteral) na ocasião da alta hospitalar, caso haja risco de subnutrição ou subnutrição clínica definida.[14]

■ Durante o tratamento oncológico sistêmico

Conforme abordado anteriormente, o tratamento oncológico sistêmico causa toxicidade, com destaque para mucosite, xerostomia, disfagia, odinofagia e disgeusia, limitando a ingestão e levando os pacientes à subnutrição. A terapia nutrológica enteral domiciliar está indicada em pacientes sob tratamento neoplásico curativo que apresente inadequação na ingestão oral.[14]

Tem sido discutido se a nutrição enteral (por sonda transnasal ou ostomias) deve ser iniciada quando o paciente com câncer de cabeça e pescoço em quimiorradioterapia já estiver com uma ingestão inadequada ou se seu início deve ser precoce, antes do aparecimento de disfagia, odinofagia e anorexia. Um estudo italiano propôs comparar a abordagem dietética com a terapia nutrológica precoce em pacientes com câncer de cabeça e pescoço sob quimiorradioterapia que apresentassem: a) ingestão inadequada por mais de 5 dias ou; b) IMC $< 18{,}5$ kg/m^2 ou; c) perda de peso $> 10\%$ nos últimos 3 a 6 meses ou; d) perda de peso $> 5\%$ e IMC < 20 kg/m^2. Tais pacientes foram divididos em grupo intervenção (n = 33), que recebeu suplementação oral (40%) ou nutrição enteral (60%); o grupo-controle (n = 33) recebeu apenas o aconselhamento dietético. O grupo intervenção apresentou menos interrupções do tratamento e menor necessidade de internações por mucosite.[17]

Estudo de revisão mostrou que o início da nutrição enteral antes da quimiorradioterapia favorece a funcionalidade e a qualidade de vida de pacientes que recebem essa modalidade de tratamento para neoplasias de cabeça e pescoço.[18] Resultado semelhante foi mostrado em um estudo retrospectivo que demonstrou que o início profilático da terapia enteral resultou em menor número de interrupções do tratamento (1% *versus* 23%) quando comparado com o início da terapia enteral durante o tratamento.[19]

■ Pacientes em cuidados paliativos

De acordo com os princípios básicos do cuidado paliativo, a terapia nutrológica deve fazer parte da abordagem multiprofissional abrangente, contribuindo para "colocar ênfase na vida que ainda pode ser vivida".[20] Dentro desse princípio, todos os recursos terapêuticos devem ser disponibilizados ao paciente, após reflexão quanto aos riscos e benefícios da conduta nutrológica. Como regra geral, o principal objetivo do cuidado paliativo é manter a oferta oral de alimentos pelo aconselhamento nutricional.[21] A terapia nutricional enteral tem o objetivo de evitar a morte por caquexia,[1] embora mostre efeitos inconsistentes na sobrevivência e na qualidade de vida.[21]

Apesar das orientações gerais, a indicação da terapia nutrológica domiciliar requer análise individualizada dos pacientes em cuidados paliativos. Nessa categoria, podemos encontrar pessoas com boa capacidade funcional, recebendo tratamento oncológico ativo, sem restrições com relação à avaliação e ao suporte nutricional. Em tal situação, a terapia nutrológica enteral domiciliar plena pode trazer benefícios aos pacientes, sendo seu objetivo prover a oferta de energia e nutrientes a fim de recuperar e/ou manter o estado nutricional adequado, à semelhança do que se propõe em outras situações clínicas não oncológicas. Por outro lado, podemos nos deparar com pacientes com expectativa de vida inferior a três meses ou mesmo aqueles com risco iminente de morte. Nessa situação, a terapia nutrológica enteral domiciliar visa o bem-estar do paciente, sem expectativa com relação à correção de eventual subnutrição ou de distúrbios nutricionais, exceto uma hidratação adequada.

Enquanto houver a capacidade de decisão do paciente, a sua autonomia deve ser respeitada sobre o início de terapia enteral. Em caso de incapacidade de decisão do paciente, a família assume a responsabilidade das decisões relacionadas com o tratamento. Nesse contexto, o médico deve ter uma relação cada vez mais horizontal com pacientes e familiares, fornecendo informações pertinentes para a tomada de decisão.

≡ Recomendações na oferta nutricional

Recomendação recente da European Society of Parenteral and Enteral Nutrition (ESPEN)[14] sugere a realização de calorimetria indireta na determinação do gasto energético basal em pacientes oncológicos. Entretanto, como a maioria dos serviços de saúde não dispõem desse equipamento, a ESPEN recomenda oferta diária de energia entre 25 e 30 kcal/kg. Essa entidade recomenda que a oferta de proteínas seja superior a 1 g/kg/dia, se possível até 1,5 g/kg/dia, podendo chegar em 2 g/kg/dia, especialmente nos pacientes com inflamação sistêmica. Para pacientes com idade acima de 65 anos e naqueles com doenças crônicas, tem sido sugerida a oferta proteica entre 1,2 e 1,5 g/kg/dia.[22]

As dietas com alto teor em fibras dietéticas (aquelas que contêm ≥ 3 g/100 kcal) não são indicadas de rotina para o paciente oncológico, exceto quando houver diarreia. Não há evidência de benefícios do uso de suplementação de glutamina durante o tratamento oncológico sistêmico, visando reduzir a citotoxicidade ou melhorar o efeito dos agentes antineoplásicos.[14] Existe forte evidência que os pacientes com neoplasia do trato digestivo superior devam receber suplementos orais ou dietas enterais contendo imunomoduladores (arginina, ácidos graxos ômega-3 e nucleotídeos) durante o perioperatório, com o objetivo de reduzir as complicações infecciosas no pós-operatório.[14]

≡ Vias de acesso da terapia nutrológica enteral domiciliar

Entre 1990 e 2012, a National Tumor Association Foundation (Itália) prestou assistência nutrológica enteral domiciliar para 618 pacientes com câncer avançado, cuja via de acesso foi: 39% por sonda transnasal, 26% por gastrostomia endoscópica percutânea, 33% por jejunostomia e 2% por gastrostomia cirúrgica.[1] Como regra geral, a gastrostomia ou jejunostomia estão indicadas quando há previsão de uso das sondas transnasais por tempo superior a 4 a 6 semanas, sem previsão de retorno imediato à via oral plena.[23] Quando a equipe optar por manter a sonda transnasal, é necessário o cuidado de posicionar a extremidade distal de sondas após o piloro nos pacientes com risco de broncoaspiração. Tal situação inclui os pacientes com refluxo gastroesofágico, retardo do esvaziamento gástrico, os portadores de distúrbios neuromusculares e/ou aqueles com rebaixamento do nível de consciência.

Em estudo conduzido em serviço público de Belo Horizonte, Minas Gerais, a via de acesso da nutrição enteral foi por ostomias (gastrostomias ou jejunostomias) em 51% e por sondas transnasais em 49% dos casos. Tem sido descrito que as sondas transnasais são passíveis de complicações como a oclusão ou sua migração, bem como desconforto causado pelo efeito estético.[10] Um estudo desenvolvido no Reino Unido documentou a experiência de pacientes e familiares com relação ao uso da jejunostomia como via de acesso da dieta enteral no domicílio, após ressecções esofágicas ou gástricas por neoplasia. Tanto os pacientes como os seus cuidadores julgavam que a jejunostomia foi benéfica. Entretanto, a família demonstrou preocupação quanto aos cuidados com a ostomia, receios quanto às infecções ou deslocamentos da sonda. Essas preocupações foram mais evidentes nas primeiras quatro semanas após a alta hospitalar, demonstrando necessidade de melhor orientação e capacitação do paciente e dos familiares no manejo com a sonda.[24] Estudo semelhante comparou 30 pacientes para receberem suporte nutricional enteral domiciliar por jejunostomia após esofagectomia e 30 pacientes no grupo-controle somente com aconselhamento e/ou suplementação oral. Depois de 12 semanas de acompanhamento, o questionário de qualidade de vida favoreceu as pessoas que haviam recebido nutrição enteral por jejunostomia, além do fato de que houve menor número de pessoas subnutridas ou com risco de subnutrição nesse grupo quando comparados com o grupo-controle (50% *versus* 83%).[25]

≡ Seleção da dieta enteral para uso no domicílio

No Brasil, a legislação exige a prescrição somente de dieta enteral industrializada no ambiente hospitalar, garantindo a qualidade nutricional e microbiológica. Por outro lado, tem sido incentivado o uso de dietas artesanais naqueles pacientes em cuidados domiciliares e/ou internação domiciliar,[26] pelo tempo prolongado dessa modalidade de terapia nutrológica, pelo baixo poder aquisitivo da população e alto custo das dietas industrializadas. Considera-se dieta caseira, manipulada ou artesanal aquela produzida com alimentos *in natura*. Dietas mistas ou semiartesanais são aquelas em que se acrescentam produtos industrializados enterais aos alimentos. Como vantagens das dietas artesanais e semiartesanais há a facilidade em individualizar a fórmula quanto à composição dos alimentos e o volume, além do seu menor custo. As desvantagens referem-se ao fato de que tais dietas apresentam instabilidade bromatológica, microbiológica e organoléptica do produto final, o que pode acarretar um custo real maior que da dieta industrializada.[8] A dieta enteral artesanal ou semiartesanal foi prescrita para 80% dos pacientes acompanhados ambulatorialmente em serviço público de Belo Horizonte, Minas Gerais.[10]

Há uma grande variedade de dietas enterais industrializadas no mercado nacional. Tais produtos têm composições balanceadas, são de fácil preparo e representam menor risco de contaminação.[27] As dietas industrializadas podem ser preferenciais para pacientes oncológicos recebendo nutrição enteral domiciliar. Há de se considerar os sintomas associados à doença ou ao tratamento, o tempo necessário para o adequado treinamento e adaptação aos procedimentos envolvidos no preparo das dietas enterais artesanais e semiartesanais, além do risco de contaminação frente à imunodepressão, condição comum no paciente que recebe tratamento antineoplásico. Além disso, é frequente que a doença neoplásica determine desestruturação da dinâmica familiar e o paciente/familiares sintam-se angustiados e sobrecarregados com os cuidados envolvidos no tratamento sistêmico e nutricional.[8] Nesse contexto, o preparo de dieta enteral artesanal ou semiartesanal pode representar um fardo adicional às famílias. Por outro lado, algumas famílias e cuidadores transformam o preparo da dieta enteral artesanal e semiartesanal como um ato de amor e cuidado, embutindo nessa terapia sua contribuição para o bem-estar do paciente.

Em resumo, para a seleção de uma dieta enteral, é necessário conhecer as necessidades específicas de cada paciente e a composição das fórmulas disponíveis. A dieta escolhida deve satisfazer as necessidades nutricionais do paciente, ser bem tolerada, de fácil preparo e que resulte em vantagens na relação custo-benefício. Para o paciente oncológico, uma preocupação adicional deve ser dada às condições de segurança do paciente, em razão de sua imunodeficiência induzida pelo tratamento oncológico, além do grau de envolvimento de cuidadores e familiares, que inclui os aspectos emocionais.

≡ Monitoramento clínico e laboratorial

Para os pacientes adultos sob acompanhamento ambulatorial, tem sido recomendada a aplicação seriada de protocolos de identificação de risco nutricional e de subnutrição, mesmo quando o estado nutricional é adequado no início da terapia oncológica. Na ausência de risco nutricional na alta hospitalar, tem sido sugerida a aplicação de protocolos de triagem nutricional em até 30 dias de acompanhamento ambulatorial; para aqueles que já apresentam risco de subnutrição, a triagem nutricional deve ser repetida em até 15 dias após a alta hospitalar.[28] Essa conduta visa identificar os pacientes candidatos à terapia nutricional,[28] além de redefinir e/ou ajustar a nutrição enteral, quando esta terapia já estiver sendo empregada.

As informações mais utilizadas nos protocolos de triagem nutricional incluem a mudança quantitativa do padrão de ingestão alimentar em relação ao habitual, o cálculo do índice de massa corpórea (IMC) e a evolução ponderal, expressa pela porcentagem de perda de peso nos 3 a 6 meses anteriores. Existem inúmeras ferramentas para triagem nutricional de fácil aplicabilidade, cujos resultados são confiáveis e reprodutíveis. Para pacientes oncológicos, os instrumentos mais

utilizados são o Nutritional Risk Screening, 2002 (NRS-2002) e o Malnutrition Universal Screening Tool (MUST).[14] A Avaliação Subjetiva Global produzida pelo próprio paciente (ASG-PPP) integra os parâmetros nutricionais, o perfil clínico e a capacidade funcional, sendo sugerida como ferramenta de triagem nutricional para pacientes oncológicos.[28]

Não existe informação na literatura médica quanto à periodicidade de consultas e exames laboratoriais para pacientes em terapia nutrológica enteral domiciliar. Cada caso deve ser individualizado. Pacientes com instabilidade das condições clínicas e nutricionais devem ser avaliados com frequência semanal ou quinzenal. Para aqueles pacientes com dietas já otimizadas e estabilidade clínico-antropométrica, as consultas trimestrais podem ser adequadas, considerando a probabilidade e a necessidade de ajustes na oferta nutricional.

O monitoramento do paciente em terapia nutrológica domiciliar não se restringe à avaliação antropométrica e ao registro da oferta nutricional. Trata-se de um cenário que requer um atendimento multiprofissional integrado, no qual o médico é responsável pela avaliação clínica do paciente. Sua avaliação e parecer interfere diretamente na tomada de decisão de condutas nutricionais futuras. A cada consulta, o monitoramento antropométrico deve incluir o peso corporal, o cálculo do IMC, a medida de circunferência braquial e da panturrilha, aferição da prega cutânea tricipital e o cálculo da circunferência muscular do braço. Em situações em que há perda de peso progressiva, a equipe deve verificar se a oferta nutricional está sendo insuficiente por erro no cálculo da prescrição dietética, no preparo ou na administração da dieta prescrita. Além disso, cabe ao médico pesquisar doenças que cursam com aumento das necessidades nutricionais, incluindo a progressão da doença neoplásica. O exame físico geral e especializado pode evidenciar alterações indicativas tanto de deficiências vitamínicas, assim como os sinais clínicos que interferem diretamente na terapia nutrológica como a desidratação, dor e distensão abdominal, hepatomegalia, febre, entre outros.

Os exames de avaliação clínica devem incluir a glicemia, hemograma completo, provas de função renal (ureia e creatinina) e hepática (aminotransferases, gama-glutamil transferase, fosfatase alcalina, bilirrubinas e tempo de protrombina), eletróliltos (sódio, potássio, fósforo, magnésio e cálcio) e proteínas de fase aguda (proteína C-reativa e ferritina). A avaliação laboratorial nutricional deve incluir as dosagens de proteínas circulantes (proteínas totais, albumina, transferrina), lipidograma, minerais (ferro, zinco e cobre), além das vitaminas A, C, B_{12} e ácido fólico.

Mesmo que se tenha garantia de que a dieta enteral forneça quantidades de vitaminas e minerais de acordo com as recomendações, muitos pacientes apresentam deficiências prévias de micronutrientes. Além disso, pode haver prejuízo na absorção de nutrientes, perdas urinárias e por fístulas ou drenos, além da possibilidade de interação entre fármacos e nutrientes, desencadeando quadros de deficiência nutricional. Assim, muitos pacientes necessitam de reposição medicamentosa por via oral, intramuscular ou venosa a fim de normalizar a concentração sérica de micronutrientes.

Embora haja inúmeras vantagens do atendimento domiciliar, o médico pode indicar a hospitalização para tratamento de intercorrências comuns a pacientes oncológicos. A diarreia de difícil controle, a evolução nutricional desfavorável, os quadros infecciosos como a infecção pulmonar, infecção do trato urinário e presença de lesão por pressão infectada são causas frequentes de hospitalização do paciente que recebe terapia nutrológica enteral domiciliar. Além disso, alguns pacientes podem necessitar de hospitalização em casos de controle inadequado do *diabetes mellitus*, piora da função renal ou pulmonar, insuficiência cardíaca, entre outras. A equipe deve discutir também a possibilidade de interrupção da terapia nutrológica enteral domiciliar, quando houver aceitação por via oral suficiente ou na terminalidade, quando já não há evidências das vantagens dessa terapia.

≡ Complicações

Um estudo retrospectivo desenvolvido em um centro italiano mostrou que os pacientes oncológicos apresentam menor número de complicações relacionadas com a nutrição enteral domiciliar, quando comparados com os pacientes neurológicos, em razão da demência, da perda de autonomia e dos diferentes tipos de terapias administradas pela gastrostomia nos casos neurológicos.[29] Náuseas, vômitos e saciedade precoce acontecem em cerca de 20% dos pacientes que recebem terapia nutricional enteral.[30] No paciente oncológico, as causas desses sintomas são multifatoriais, mas é bem documentado o retardo do esvaziamento gástrico. Se a gastroparesia for suspeitada, a equipe deve considerar a redução na taxa de infusão da dieta, a diminuição da dose de opioides, substituição por fórmula enteral hipogordurosa e o uso de medicamentos procinéticos e antieméticos.[30]

A diarreia, definida por mais de três evacuações ao dia com fezes amolecidas, é uma complicação frequente da nutrição enteral, podendo agravar o quadro clínico. Pode ser causada por contaminação bacteriana e/ou hiperosmolaridade da dieta enteral, alta velocidade de infusão, presença de lactose ou sorbitol nas dietas e formulações hiperlipídicas e pobres em fibras ou em vitamina A.[8] A constipação intestinal pode ocorrer em pacientes submetidos à nutrição enteral por períodos prolongados, sendo atribuída à ausência de resíduos nas fórmulas enterais. Na atualidade, inúmeros produtos enterais contêm conteúdo significativo de fibra dietética, utilizada com a finalidade de modular o funcionamento do trânsito intestinal.[8]

Uma complicação comum na terapia nutrológica enteral domiciliar refere-se à obstrução da sonda por resíduos de medicamentos, alimentos não prescritos ou grande viscosidade da dieta. Por esse motivo, recomenda-se infundir água pela sonda após cada dieta, prevenindo essa complicação.[30] Por si só, o uso de drogas antineoplásicas já representam um fator de risco para a síndrome de realimentação. Adicionalmente, os pacientes com riscos para essa complicação metabólica da terapia nutricional enteral incluem aqueles com IMC abaixo de 18,5 kg/m², perda ponderal não intencional maior que 10% em relação ao peso habitual nos últimos 3 a 6 meses, ingestão alimentar nula ou mínima por mais que cinco dias, além de hipocalemia, hipofosfatemia e hipomagnesemia prévias.[31] Para pacientes em alto risco de síndrome de realimentação, a oferta energética deve ser fornecida com cautela. Tem sido recomendado o fornecimento inicial diário de 10 kcal/kg, com aumento progressivo em 4 a 7 dias, se nenhuma alteração clínica ou laboratorial for detectada. Para aqueles com IMC menor que 14 kg/m² ou ingestão alimentar precária por mais de 2 semanas, iniciar mais lentamente (5 kcal/kg/dia).[31]

≡ Considerações finais

A terapia nutrológica enteral domiciliar surge como uma modalidade terapêutica visando a desospitalização do paciente oncológico, permitindo sua reintegração com o convívio social. Porém, antes de liberar o paciente para os cuidados domiciliares, toda a equipe de saúde deve unir esforços para o sucesso dessa terapêutica, que inclui os seguintes aspectos:

1. Certificar-se da correta indicação de terapia enteral domiciliar para cada caso, respeitando o direito à autonomia do paciente.

2. Avaliar se o domicílio possui condições adequadas para proporcionar segurança no preparo e na administração das dietas enterais.

3. Determinar a oferta energética e proteica, assim como o aporte de micronutriente, de acordo com as necessidades de cada caso.

4. Planejar previamente qual a dieta a ser utilizada, seja ela industrializada, semiartesanal ou artesanal, de acordo com a disponibilidade econômica do paciente/família, cobertura de planos de saúde e fornecimento de instituições provedoras.

5. Orientar corretamente o paciente e os familiares/cuidadores sobre o manejo de todas as etapas da terapia nutrológica enteral, assim como sobre a identificação precoce das complicações advindas dessa terapia.

6. Garantir que o paciente possa ter acompanhamento ambulatorial ou visitas domiciliares periódicas, que permitam avaliações clínicas, antropométricas e laboratoriais, para reforço nas orientações, monitoramento e ajustes na terapia.

≡ Referências

1. Ruggeri E, Agostini F, Fettucciari L, Giannantonio M, Pironi L, Pannuti F. Home artificial nutrition in advanced cancer patients. Tumori. 2013;99:218-24.
2. Barthelemy N, Streel S, Donneau AF, Coucke P, Albert A, Guillaume M. Screening for malnutrition in lung cancer patients undergoing radiotherapy. Support Care Cancer. 2014;22:1531-6.
3. Attar A, Malka D, Sabaté JM, Bonnetain F, Lecomte T, Aparicio T et al. Malnutrition is high and underestimated during chemotherapy in gastrointestinal cancer: an AGEO prospective cross-sectional multicenter study. Nutr Cancer. 2012;64:535-42.

4. Cunha SFC, Tanaka LS, Salomão RG, Macedo DM. Nutritional screening in a university hospital: comparison between oncologic and non-oncologic patients. Food and Nutrition Sciences. 2015;6:75-82.

5. Hébuterne X, Lemarié E, Michallet M, de Montreuil CB, Schneider SM, Goldwasser F. Prevalence of malnutrition and current use of nutrition support in patients with cancer. JPEN J Parenter Enteral Nutr. 2014;38:196-204.

6. Mastelaro I, Pupin MP, Ribeiro SM, Oliveira HF, Peria FM, Cunha SFC. Longitudinal assessment of nutritional risk in patients under chemo or radiotherapy. Rev Assoc Med Bras. 2016;62:659-63.

7. Pinho NB. Consenso nacional de nutrição oncológica. Instituto Nacional de Câncer José Alencar Gomes da Silva. 2. ed. Rio de Janeiro: INCA; 2015. 182p.

8. Cunha SFC, Borghi R, Dias MCG. Dietas enterais artesanais e semiartesanais: vantagens e desvantagens. In: Waitzberg DL, ed. Nutrição oral, enteral e parenteral na prática clínica. São Paulo: Atheneu; 2017. p.889-999.

9. Silva AC, Silveira SA. Perfil epidemiológico e nutricional de usuários de nutrição enteral domiciliar. Demetra. 2014;9:783-94.

10. Batista CKB, Toulson MI, Correia D, Gloria MBA. Caracterização dos pacientes, das dietas enterais e das orientações prescritas para uso domiciliar em centros de alta complexidade em oncologia de Belo Horizonte, MG, Brasil. Rev Bras Nutr Clin. 2011;26:169-74.

11. Brazilian Society of Parenteral and Enteral Nutrition. Home-based nutritional therapy. Rev Assoc Med Bras. 2012;58:408-11.

12. Pinho NB, Oliveira GCP, Correia MITD, Oliveira AGL et al. Terapia nutricional na oncologia. In: Projeto Diretrizes. Volume IX. São Paulo: Associação Médica Brasileira e Conselho Federal de Medicina; 2011.

13. Varkey P, Tang WR, Tan NC. Nutrition in head and neck cancer patients. Semin Plast Surg. 2010;24:325-30.

14. Arends J, Bachmann P, Baracos V, Barthelemy N, Bertz H, Bozzetti F et al. Espen Guidelines on nutrition in cancer patients. Clinical Nutrition. 2017;36:11-48.

15. Gavazzi C, Colatruglio S, Valoriani F, Mazzaferro V, Sabbatini A, Biffi R et al. Impact of home enteral nutrition in malnourished patients with upper gastrointestinal cancer: A multicentre randomised clinical trial. Eur J Cancer. 2016;64:107-12.

16. Donohoe CL, Healy LA, Fanning M, Doyle SL, Hugh AM, Moore J et al. Impact of supplemental home enteral feeding post esophagectomy on nutrition, body composition, quality of life, and patient satisfaction. Dis Esophagus. 2017;30:1-9.

17. Paccagnella A, Morello M, Da Mosto MC, Baruffi C, Marcon ML, Gava A et al. Early nutritional intervention improves treatment tolerance and outcomes in head and neck cancer patients undergoing concurrent chemoradiotherapy. Support Care Cancer. 2010;18:837-45.

18. Bishop S, Reed WM. The provision of enteral nutritional support during definitive chemoradiotherapy in head and neck cancer patients. J Med Radiat Sci. 2015;62:267-76.

19. Baschnagel AM, Yadav S, Marina O, Parzuchowski A, Lanni TB Jr, Warner JN et al. Toxicities and costs of placing prophylactic and reactive percutaneous gastrostomy tubes in patients with locally advanced head and neck cancers treated with chemoradiotherapy. Head Neck. 2014;36:1155-61.

20. Academia Nacional de Cuidados Paliativos (ANCP). Manual de Cuidados Paliativos ANCP. Organizadores: Ricardo Tavares de Carvalho Henrique, Afonseca Parsons. 2. ed. São Paulo: ANCP; 2012.

21. Prevost V, Grach MC. Nutritional support and quality of life in cancer patients undergoing palliative care. Eur J Cancer Care (Engl). 2012;21:581-90.

22. Bauer J, Biolo G, Cederholm T, Cesari M, Cruz-Jentoft AJ, Morley JE, et al. Evidence-based recommendations for optimal dietary protein intake in older people: a position paper from the PROT-AGE study group. J Am Med Dir Assoc. 2013;14:542-59.

23. Waitzberg DL, Fadul RA, Aanholt DPJV. Indicações e técnicas de ministração em nutrição enteral. In: Waitzberg DL. 5. ed. Nutrição oral, enteral e parenteral na prática clínica. São Paulo: Atheneu; 2017. p. 897-906.

24. Halliday V, Baker M, Thomas AL, Bowrey D. Patient and family caregivers' experiences of living with a jejunostomy feeding tube after surgery for esophagogastric cancer. JPEN J Parent Ent Nutr. 2017;41:837-43.

25. Zeng J, Hu J, Chen Q, Feng J. Home enteral nutrition's effects on nutritional status and quality of life after esophagectomy. Asia Pac J Clin Nutr. 2017;26:804-10.

26. Brasil. Agência Nacional de Vigilância Sanitária de Alimentos (Anvisa). Ministério da Saúde: Portaria 120 de 14 de abril de 2009, Assistência de Alta Complexidade de Terapia Nutricional. Brasília: Diário Oficial da União; 2009.

27. Cunha SFC, Ferreira CR, Braga CBM. Fórmulas enterais no mercado brasileiro: classificação e descrição da composição nutricional. International Journal of Nutrology. 2011;4:71-86.

28. Instituto Nacional de Câncer José Alencar Gomes da Silva (INCA). Inquérito brasileiro de nutrição oncológica. Org. D'Almeida CA, Pinho NB. Rio de Janeiro: INCA; 2013. 136p.

29. Barone M, Viggiani MT, Amoruso A, Licinio R, Iannone A, Montenegro L et al. Influence of age and type of underlying disease on complications related to home enteral nutrition: a single Italian center experience. JPEN J Parenter Enteral Nutr. 2014;38:991-5.

30. Catogoni P. Enteral versus parenteral nutrition in cancer patients: evidences and controversies. Ann Palliat Med. 2016;5:42-9.

31. Ahmed S, Travis J, Mehanna H. Re-feeding syndrome in head and neck prevention and management. Oral Oncol. 2011;47:792-6.

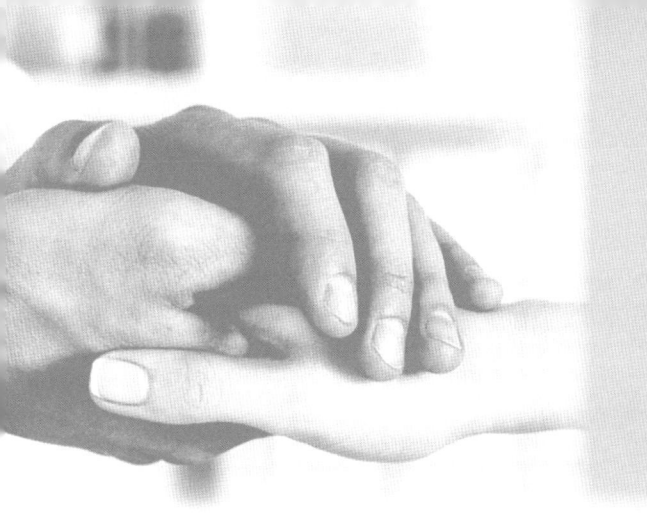

Capítulo 4

Daniela França Gomes
Fernanda Luisa Ceragioli Oliveira

Nutrição parenteral domiciliar em pacientes oncológicos – existe risco infeccioso?

A terapia nutricional domiciliar (TND) significa assistência clínica e nutricional ao paciente em seu domicílio.[1] A TND pode ser oral, enteral ou parenteral.

A terapia nutricional parenteral domiciliar (TNPD) está indicada para aqueles pacientes em que a nutrição oral e enteral está temporária ou definitivamente impossibilitada, ou seja, em casos de má absorção ou trato gastrointestinal não funcionante.[2] As principais indicações incluem a síndrome do intestino curto, câncer, isquemia mesentérica, pancreatite grave necrosante, fístula digestiva, obstrução mecânica do intestino delgado inoperável, enterite actínica, síndrome de má absorção, hiperemese gravídica, fibrose cística, pacientes em pré-operatório com desnutrição moderada ou grave, doença de Crohn grave, entre outras.[3]

Nos pacientes oncológicos, a TNPD está indicada em pacientes desnutridos e/ou incapazes de ingerir ou absorver nutrientes de maneira adequada por baixa ingestão, obstrução ou falência de trato gastrointestinal. Em cânceres sem possibilidade de cura, a NP pode ser indicada para melhorar a qualidade de vida; porém, deve-se discutir individual-

mente sua indicação naqueles com expectativa de vida menor que 2 a 3 meses.[4,5]

As condições básicas para um paciente ser desospitalizado e ser encaminhado para seu domicílio é a presença de estabilidade hemodinâmica e metabólica, além da presença de um cuidador responsável.[1,6] No domicílio, devem ser avaliadas as condições de higienização e manipulação da dieta, se há local apropriado para armazenamento da TN indicada, se há telefone, água potável, luz e refrigeração adequada.[1] Programa de treinamento ao cuidador e/ou paciente deve ser realizado e sempre incluir cuidados com cateter, uso de bomba de infusão e, principalmente, manejo básico de prevenção e ações em vigência de complicações.[5]

O uso de cateteres tunelizados como o Hickman e de cateteres centrais de inserção periférica (cateter via periférica de implantação central – PICC) são priorizados, mas cateteres totalmente implantáveis (Port-a-Cath) também podem ser utilizados. Recomenda-se via exclusiva para administração da NP e, em caso de necessidade excepcional da utilização do cateter para administração de qualquer outra solução injetável, deverá ser feita após consenso de toda equipe. Se houver utilização de um cateter de múltiplo lúmen, uma via deverá ser designada exclusivamente para administração da NP; porém, o cateter monolúmen parece ser a melhor opção para TNPD por apresentar menor risco infeccioso.[5,7] Estudos recentes com pacientes oncológicos em TNPD não verificou diferença de taxa de incidência de infecção para infusões tanto em Port-a-Cath quanto em PICC.[8] Ressalta-se que as duas vias de administração necessitam de treinamento dos cuidadores e aplicação de protocolos de segurança no seu manuseio.

A NP deve ser adequada às necessidades diárias do paciente e o uso de NP cíclica é recomendado para manter qualidade de vida ao máximo. A oferta calórica recomendada é de 25 a 30 kcal/kg, devendo-se evitar infusão de lipídios acima de 1 g/kg/dia para minimizar complicações hepáticas.[4,5] Oferta calórica excessiva também deve ser evitada para minimizar complicações infecciosas.[9] Umas das complicações frequentes da TNPD é a infecção do cateter. Dados da literatura apresentam taxa de infecção de cateter de 0,74 a 3 infecções de cateter para cada 1.000 cateteres/dia, considerando diferentes indicações clínicas de NP. A manipulação inadequada do cateter e a oferta calórica excessiva são relatadas como os principais fatores de risco.[9-11] Nos pacientes oncológicos pode ocorrer aumento da incidência de infecção associado ao quadro de imunossupressão da quimioterapia, radioterapia, estado nutricional e pela própria atividade e estádio da doença.[8,9] Longo estudo de coorte, retrospectivo, em paciente com câncer colorretal, de pâncreas, de ovário e de estômago, sendo a maioria em quimioterapia e/ou radioterapia, encontrou incidência de 0,54 infecções de cateter para cada 1.000 dias de uso de NP (0,32-0,86, IC 95%), com incidência duas vezes mais alta nos desnutridos graves e naqueles com doença metastática.[8]

O cuidado com o dispositivo é fator determinante no controle de infecção relacionada com o cateter em NP. Para reduzir as complicações infecciosas, é recomendado que a passagem dos cateteres para uso em TNP seja realizada por pessoal treinado, em ambiente cirúrgico e com rigor asséptico. O curativo dos cateteres deve ser oclusivo com almofada de gaze, fixada por adesivo hipoalergênico ou com filme transparente semi-impermeável. A troca do curativo dos cateteres deve ser realizada a cada 48 horas ou antes, se necessário. Em caso de uso de filme transparente, a troca poder ocorrer a cada 5 a 7 dias.[7]

No Brasil, a TNPD ainda não é uma realidade cotidiana e apresenta poucos dados de literatura sobre o uso, mas deve ser cada vez mais discutida e indicada, com objetivo de priorizar ao máximo a qualidade de vida. São preceitos básicos para uma adequada permanência do paciente no domicílio com nutrição parenteral: equipe multiprofissional preparada, treinamento de paciente e familiares e cuidados com os cateteres. Outro fator importante é a presença de um apoio 24 horas, sob a forma de plantão e um serviço de referência, especialista em nutrição parenteral, para encaminhamento quando necessário. A equipe deve ser preparada para cuidar das complicações infecciosas, metabólicas e distúrbios hidroeletrolíticos. Esse mesmo centro de referência deve realizar treinamentos periódicos e checagem dos procedimentos técnicos realizados pelos cuidadores e/ou pacientes.

≡ Referências

1. DeLegge MH, Ireton-Jones C. Home care. In: Gottschlich MM, DeLegge MH, Mattox T, Mueller C, Worthington P, eds. The ASPEN nutrition support core curriculum: a case-based approach – the adult patient. Silver Spring: American Society for Parenteral and Enteral Nutrition. 2007;725-39.

2. DiBaise JK, Scolapio JS. Home parenteral and enteral nutrition. Gastroenterol Clin North Am. 2007;36:123-44.

3. Mirtallo JM. Overview of parenteral nutrition. In: Gottschlich MM, DeLegge MH, Mattox T, Mueller C, Worthington P, eds. The ASPEN nutrition support core curriculum: a case-based approach – the adult patient. Silver Spring: American Society for Parenteral and Enteral Nutrition; 2007.

4. Staun M, Pironi L, Bozzetti F, Baxter J, Forbes A, Joly F et al. ESPEN Guidelines on Parenteral Nutrition: Home Parenteral Nutrition (HPN) in adult patients. Clin Nutr. 2009;28(4):467-79.

5. Bozzetti F, Arends J, Lundholm K, Micklewright A, Zurcher G, Muscaritoli M. ESPEN Guidelines on Parenteral Nutrition: non-surgical oncology. Clin Nutr. 2009;28(4):445-54.

6. Silver HJ, Wellman NS, Galindo-Ciocon D, Johnson P. Family caregivers of older adults on home enteral nutrition have multiple un met task-related training needs and low overall preparedness for caregiving. J Am Diet Assoc. 2004;104:43-5.

7. Ciosak SI, Matsuba CST, Silva MLT, Serpa LF, Poltronieri MJ. Acessos para terapia nutricional parenteral e enteral. In: Jatene FB, Bernardo WM. Projeto Diretrizes, volume IX. São Paulo: Associação Médica Brasileira; Brasília, DF: Conselho Federal de Medicina; 2011.

8. Vashi PG, Virginkar N, Popiel B, Edwin P, Gupta D. Incidence of and factors associated with catheter-related bloodstream infection in patients with advanced solid tumors on home parenteral nutrition managed using a standardized catheter care protocol. BMC Infect Dis. 2017;17(1):372.

9. Elfassy S, Kassam Z, Amin F, Khan KJ, Haider S, Armstrong D. Epidemiology and risk factors for bloodstream infections in a home parenteral nutrition program. JPEN J Parenter Enteral Nutr. 2015; 39(2):147-53.

10. Cotogni P, Pittiruti M, Barbero C, Monge T, Palmo A, Boggio Bertinet D et al. Catheter-related complications in câncer patients on home parenteral nutrition: a prospective study of 51000 catheter days. J Parenter Enteral Nutr. 2013;37:375.

11. Pichitchaipitak O, Ckumdee S, Apivanich S, Chotiprasitsakul D, Shantavasinkul PC. Predictive factors of catheter-related bloodstream infection in patients receiving home parenteral nutrition. Nutrition. 2018;46:1-6.

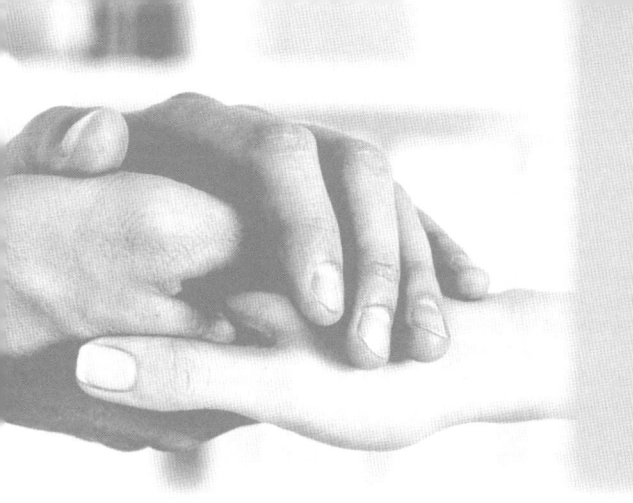

Capítulo 5

Andrea Pereira

Adham do Amaral e Castro

Ilana Roitman

A importância da avaliação da composição corporal nos cuidados de suporte

≡ Introdução

A influência do índice de massa corpórea (IMC) e da porcentagem de perda de peso na sobrevida dos pacientes com câncer graves pode ser observada na Figura 5.1.[1,2] Nela observamos que quanto maior a porcentagem de perda de peso e menor o IMC, menor a sobrevida do paciente.

Embora o IMC seja uma medida prática, ela não mostra as diferenças na composição corporal, ou seja, pacientes com o mesmo IMC podem apresentar massa muscular esquelética total diferente, mudando o prognóstico e a sua resposta ao tratamento. Portanto, a análise e acompanhamento da composição corporal, incluindo a avaliação da massa muscular e da gordura, periférica e visceral, é fundamental porque tem demonstrado uma grande associação com morbimortalidade no câncer.[3-6]

Na oncologia, a perda de massa muscular, mais prevalente nas mulheres, diabéticos, idosos e obesos, está relacionada com o risco de fraturas, maior tempo de hospitalização, maior morbimortalidade, maior toxicidade e pior resposta à quimioterapia, maior número de complicações pós-cirúrgicas e redução da sobrevida.[3-9]

Figura 5.1
O valor de 0 a 4 prediz a sobrevida dos pacientes com câncer avançado, com base em grupos de índice de massa corpórea (IMC) e perda de peso mostrando uma média de sobrevida (0 – melhor prognóstico e 4 – pior prognóstico).

Índice de massa corpórea (km/m²)

Perda de peso (%)	28	25	22	20
2,5	0	0	1	1	3
6	1	2	2	2	3
11	2	3	3	3	4
15	3	3	3	4	4
	3	4	4	4	4

Fonte: Adaptada de Arends et al., 2016; Martin et al., 2015.[1,2]

A sarcopenia, que é a perda de massa muscular, função e força, é um importante fator de mal prognóstico nos pacientes com câncer. Ela ocorre principalmente relacionada com o envelhecimento, causando fragilidade e maior risco de quedas nos idosos.[10-13]

Porém, esse tópico será melhor discutido em um capítulo específico.

Há um consenso na literatura atual que a avaliação da composição corporal nos pacientes oncológicos é fundamental como preditor de prognóstico, complicações e resposta ao tratamento. Existem vários métodos para essa finalidade que iremos discutir a seguir.

≡ Métodos de avaliação de composição corporal

A avaliação da composição corporal pode ser realizada por diferentes métodos. Os mais usados são: adipometria, densitometria corporal (DEXA), tomografia computadorizada (TC), ressonância nuclear magnética (RNM), bioimpedanciometria (BIA) e ultrassonografia (US).[14]

A DEXA e a TC são métodos considerados padrão de referência para avaliação da massa magra e gorda; porém, são caros e submetem os pacientes a radiação ionizante. Embora a RNM não submeta os pacientes a radiação, também é um método de alto custo. Esses três métodos apresentam limitações para pacientes obesos e acamados.[14-16]

A adipometria é o método de custo mais baixo, livre de radiação e simples; porém, apresenta limitações em pacientes obesos, porque superestima o tecido gorduroso, e depende de avaliadores experientes.[14-17]

A BIA e a US são métodos de baixo custo e práticos, não submetendo os pacientes a radiação. A BIA apresenta restrições que serão melhor descritas posteriormente. E a US vem se consolidando como uma importante ferramenta no acompanhamento de pacientes hospitalizados, obesos e idosos, incluindo os oncológicos.[14-17]

As principais diferenças entre os métodos está descrita na Tabela 5.1.

Neste capítulo são descritos mais detalhadamente os métodos de BIA, DEXA, TC e US.

■ Ultrassonografia

A US é uma das modalidades de imagem mais utilizadas e versáteis na medicina. Ela é amplamente disponível e pouco dispendiosa, quando comparada com a TC e a RM e permite uma avaliação em tempo real do paciente. O método ultrassonográfico não utiliza radiação ionizante; ele se baseia em ondas mecânicas com frequência acima de 20 kHz. Os aparelhos médicos de US emitem ondas sonoras com frequência geralmente entre 2 e 15 MHz. O assim chamado pulso de ultrassom é produzido por um dispositivo chamado transdutor, que é posicionado na superfície do paciente. À medida que o pulso sonoro se propaga pelos tecidos do corpo, são gerados ecos sonoros, os quais retornam para o transdutor e são detectados e transmitidos para o aparelho, gerando as imagens. As diferentes reflexibilidades de várias estruturas encontradas pelo pulso causam uma variação correspondente da força de eco detectada. Os sinais de eco detectados são processados e traduzidos para a luminância, resultando em uma exibição de imagem em modo "brilho" ou em modo B. Nas imagens em modo B, as estruturas mais reflexivas aparecem mais brilhantes do que estruturas menos reflexivas.[18] A US pode ser considerada como uma boa opção para a avaliação da adiposidade abdominal, com boa correlação com a TC e RM.[19]

A US é um método simples, de baixo custo, prático e portátil, e surgiu como uma ferramenta para avaliação da composição corporal, principalmente em pacientes hospitalizados, idosos e obesos.[15,20,21]

Esse método teve base nos sonares usados nos navios da II Guerra Mundial para rastrearem submarinos. Portanto, é resultado da emissão da onda sonora pelo transdutor ou probe. Essa onda se propaga de maneira diferente pelas estruturas avaliadas, explicando a coloração em escala de cinza na imagem resultante. Quanto mais líquida a estrutura, mais escura a imagem, por exem-

Tabela 5.1
Comparação entre os métodos de avaliação de composição corporal.

Método	Vantagem	Desvantagem
Adipometria	Rápido Portátil Baixo custo Útil para detectar mudanças na porcentagem de gordura corporal	Experiência do examinador Não muito acurado para obesos Não avalia gordura visceral Idade e compressibilidade da gordura podem resultar em erro Estimativa da porcentagem de gordura total de baixa acurácia
TC	Alta acurácia Avaliação segmentar da massa muscular Avaliação da gordura periférica e visceral	Exposição a radiação Não pode ser usada em pacientes hospitalizados Requer um *software* específico para as análises Alto custo
RNM	Melhor resolução espacial da composição corporal Não tem radiação Alta precisão	Longo tempo para aquisição das imagens Alto custo Requer um *software* específico para as análises
DEXA	Alta acurácia e precisão Rápido Porcentagem total e segmentar da composição corporal	Não é portátil Exposição a radiação Não pode ser feita em pacientes acamados
BIA	Baixo custo Portátil	Baixa acurácia para detectar mudanças na porcentagem de gordura corporal Necessidade de complementar com variáveis como peso, altura, sexo etc. Pode apresentar erros dependendo de desidratação, volume vesical, temperatura, assimetria de tecido adiposo, posição dos braços etc.
US	Baixo custo Não invasivo Rápido Portátil Não há restrição de pacientes obesos e acamados	Experiência do examinador Padronização de procedimento e medidas deficientes Artefatos podem influenciar a aquisição de imagens

Legenda: BIA: bioimpedanciometria; DEXA: densitometria corporal; RNM: ressonância nuclear magnética; TC: tomografia computadorizada; US: ultrassonografia.

Fonte: Adaptada de Andreoli et al., 2016.[14]

plo, vesícula biliar e bexiga preenchidas, respectivamente, por líquido biliar e urina, são pretas; quanto mais calcificada a estrutura, mais branca a imagem, como osso, cálculos renais e vesiculares.

Em 1942, Karl Dussik projetou o primeiro aparelho de ultrassom, muito diferente dos atuais. Na prática médica tem sido usada desde 1950; porém, apenas em 1980, descobriu-se que os músculos patológicos tinham uma aparência diferente dos saudáveis. Em 1990, iniciou-se o interesse em avaliar a gordura visceral pela US.[22] A maioria dos estudos usando a US para avaliação de composição corporal são relativamente recentes, sendo baseados nas imagens em escala de cinza, permitindo diferenciar o tecido muscular, a gordura periférica e visceral. Esse método foi validado e fornece a medida da espessura muscular e da gordura visceral com boa correlação com métodos padrão de referência , tais como TC, BIA ou RNM.[21,23-25] A US, no idoso, permite a avaliação da sarcopenia apresentando resultados comparáveis ao DEXA.[13]

Mais recentemente, tem sido usado nas Unidades de Terapia Intensiva para avaliar perda de massa muscular, associada a imobilidade, sepse, falha de órgãos e inflamação sistêmica. Essa perda ocorre em 25 a 100% desses pacientes e aumenta o tempo de hospitalização, a probabilidade de complicações e o óbito.[21] Em 2016, a Sociedade Americana de Nutrição Enteral e Parenteral passou a indicar realização da US para avaliar massa magra em pacientes críticos no seu último guia sobre o assunto.[26]

A US pode ser usada para avaliar qualquer músculo do corpo; contudo, a maioria dos estudos utiliza a medida do músculo quadríceps femoral. Essa medida é realizada da fáscia externa do músculo, entre o músculo e o tecido adiposo subcutâneo, e o osso. Podendo ser realizada no plano longitudinal ou transversal.[15] Na Figura 5.2, observa-se uma imagem que exemplifica essa medida.

Além disso, a US nos permite estudar a qualidade da massa muscular, por meio da avaliação da ecogenicidade, que é a "cor ultrassonográfica" do músculo, baseando-se na medida dos pixels da imagem.[27-30] Essa medida apresenta aplicação prática na sarcopenia, nas doenças musculares, no uso de medicamentos etc.[22-27]

Em pacientes oncológicos há uma grande preocupação com a massa magra e, muitas vezes, esquece-se da gordura visceral, que é um fator de risco para hipertensão arterial, *diabetes mellitus* tipo 2, dislipidemia, doenças cardiovasculares e câncer.[31-33] A US é um método excelente para essa avaliação e deveria ser mais utilizada nos pacientes com câncer em virtude de todos os fatores de risco já citados, além de maior probabilidade de recidiva e de um segundo câncer nos pacientes que apresentam grandes quantidades de gordura visceral.

Há diferentes métodos para medir a gordura visceral pela US, tais como: distância da veia esplênica e parede do reto abdominal; espessura da camada de gordura da parede posterior do rim direito; espessura da camada de gordura do apêndice xifoide.[34] Porém, o mais utilizado é a medida da distância da linha alba (entre os músculos reto abdominais) e a parede anterior da aorta.[35] Na Figura 5.3, pode-se observar um esquema dessa medida.

Enfim, acreditamos que nos próximos anos a US será consolidada como um importante método na avaliação da composição corporal e da qualidade muscular, para a prática clínica e para o acompanhamento dos pacientes.

Figura 5.2
Medida da espessura muscular (seta branca) do braço direito nos planos longitudinal (A) e transversal (B).

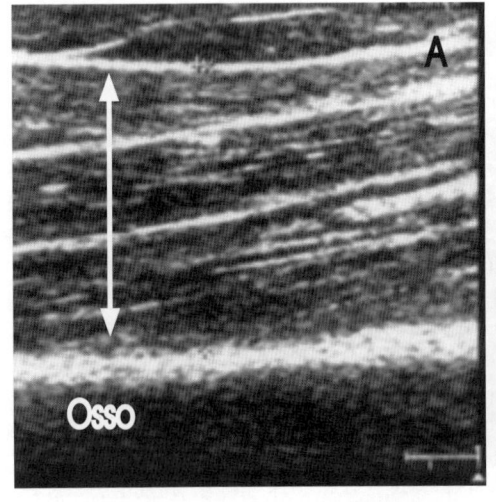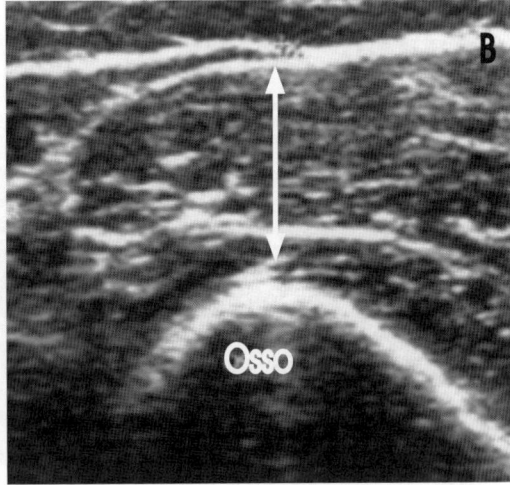

Fonte: Adaptada de Berrére et al., 2017; Pereira et al., 2012.[7,15]

Figura 5.3
Esquema da medida da gordura visceral (GV).

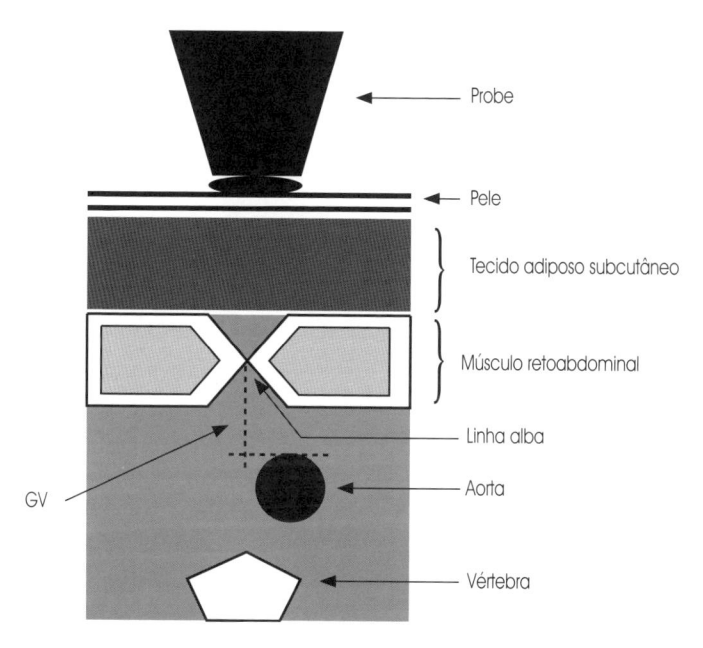

Fonte: Adaptada de Martin et al., 2009.[35]

■ *Dual-energy X-ray absorptiometry*

Dentre os métodos de imagem utilizados para a avaliação da composição corporal, destaca-se o *dual-energy X-ray absorptiometry* (DEXA – absorciometria de raios X de dupla energia), considerado o padrão de referência, tanto em protocolos de pesquisa quanto na prática clínica para avaliação da composição corporal em obesos.[36] A técnica é baseada no diferencial de atenuação de fótons (raios X) para osso, gordura e tecido muscular em dois níveis energéticos (um de baixa e outro de alta energia). Quando o paciente é escaneado, a atenuação do fluxo de fótons determinada pelo corpo do paciente é registrada pelo aparelho para ambos os níveis energéticos. Os valores resultantes são colocados em equações que estimam a densidade do osso e dos tecidos moles que se encontram na trajetória do feixe. O equipamento, então, separa o tecido gorduroso do tecido muscular por meio de curva de calibração feita no início do exame e gera o percentual de gordura do indivíduo. Como resultante do escaneamento de corpo inteiro, tem-se a liberação dos seguintes resultados do corpo todo e das várias regiões em separado: densidade mineral óssea absoluta, conteúdo mineral ósseo, percentual de gordura tecidual, massa gordurosa (gramas), massa muscular (gramas), IMC calculado pelo DEXA, percentil de conteúdo gorduroso em relação a uma curva de normalidade, percentual de gordura androide (cintura) e percentual de gordura ginoide (quadris e pernas).[37] A análise da composição corporal é imprescindível para o diagnóstico e conduta nutricional, inclusive considerando-se o conceito de obesidade osteossarcopênica, isto é, a combinação de baixa reserva de massa magra e elevada reserva de massa adiposa, sendo o DEXA o padrão de referência para seu diagnóstico.[36]

■ Tomografia computadorizada e ressonância nuclear magnética

O tecido adiposo de corpo total pode ser mais bem entendido e quantificado por meio de métodos de imagem seccionais, como a TC e a RNM. Ele pode ser separado em duas categorias principais: subcutâneo e interno. O interno, ainda, pode ser separado em dois componentes: visceral e não visceral. O componente visceral inclui o tecido adiposo distribuído nas três cavidades corporais: intratorácica, intra-abdominal e intrapélvica. Já o componente não visceral inclui o tecido adiposo intermuscular e o paraósseo.[38] A Figura 5.4 demonstra essa subdivisão.

A TC e a RNM realizadas com o objetivo de diagnóstico e acompanhamento no contexto de avaliação corporal apresentam forte correlação com o DEXA, podendo ser utilizadas com boa acurácia para essa finalidade.[36]

A RNM se baseia na atividade eletromagnética de átomos de hidrogênio, uma vez que eles existem em abundância no corpo humano. Todos esses átomos possuem movimento e estão sujeitos a efeito de campo magnético. Durante o exame de RM, esses átomos são expostos a um campo magnético externo (B_0) que existe no interior da sala onde se localiza o aparelho, gerando oscilação dos átomos. Sem o B_0, os eixos dos núcleos são alinhados aleatoriamente. Mas com o B_0, ocorre o alinhamento dos átomos conforme esse novo eixo magnético, gerando o chamado "vetor de magnetização". Em seguida, é aplicado um pulso de radiofrequência pelo equipamento, gerando uma turbulência nesses átomos. Assim que esse pulso de radiofrequência é cessado, ocorre novamente um alinhamento com o B_0, e uma consequente liberação de energia, que varia conforme a distribuição desses átomos nos diversos tecidos corporais. Essa energia liberada é aferida por, assim denominadas, bobinas, que transmitem essas informações para o computador e permitem a formação das imagens, que são variáveis conforme os parâmetros dos protocolos do aparelho.

Figura 5.4
Exemplo de imagem de TC no plano axial ao nível de L3, analisada com o *software* slice-o-matic®, para quantificação das diferentes áreas de gordura. A cor vermelha indica a musculatura esquelética, a verde indica o tecido adiposo intermuscular, a amarela o tecido adiposo visceral e a azul o tecido adiposo parietal.

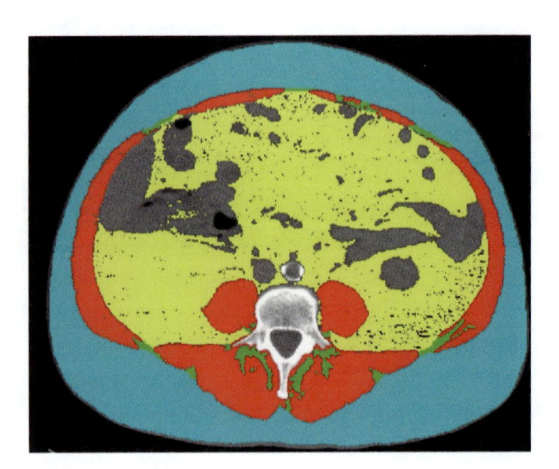

Fonte: Arquivo pessoal dos autores.

Existem diferentes ponderações utilizadas para análise das imagens no exame de RNM, como T1, T2 e densidade de prótons; o sinal gerado de cada estrutura varia conforme a ponderação analisada. O método, além de não invasivo, não utiliza radiação ionizante, embora o espaço confinado no equipamento durante o exame possa induzir claustrofobia. O contraste entre os tecidos moles excede o da TC e o da US. O escaneamento do corpo inteiro pela RNM é possível; mas dentre os fatores limitantes do método, há os econômicos (a RNM é mais dispendiosa) e a demanda de mais tempo para sua realização.[36,39]

A TC também é capaz de gerar imagens com alta resolução, mas envolve radiação ionizante, já que a aquisição da imagem é baseada em raios X, os quais são configurados em um plano perpendicular ao paciente em posição supina. O tubo de raios X e o detector seguem um caminho rotativo, com reconstrução da imagem após a atenuação medida em relação ao ar e à água, quantificados em unidades Hounsfield. Os limiares para identificação segundo Hounsfield são -29 a +150 para músculo esquelético, -150 a 50 para tecido adiposo viceral e -190 a -30 para tecido adiposo subcutâneo e intramuscular (Figura 5.5).[40]

Os tecidos variam em relação à sua densidade tomográfica, sendo a musculatura esquelética com densidade muito maior que a do tecido adiposo, permitindo a fácil distinção e quantificação de cada. Entretanto, não se justificaria a aquisição da imagem do corpo inteiro de um indivíduo para essa finalidade, em razão da alta dose de radiação que estaria envolvida.[41] Contornando esse problema, a quantificação da gordura visceral medida em apenas um corte axial ao nível da região umbilical está altamente correlacionada com a quantidade de gordura visceral total do corpo.[42]

Ainda, há como realizar uma estimativa da composição corporal total, isto é, peso total em kg da gordura e do músculo do corpo, com fórmulas matemáticas a partir da análise de um corte axial da TC, com bom nível de precisão da avaliação tomográfica com avaliações de composição corporal total por método DEXA, considerado padrão de referência.[43]

Nos últimos anos, os trabalhos de avaliação da composição corporal utilizando imagens de TC permitiram a documentação da história natural da sarcopenia em pacientes com tumores sólidos, incluindo alterações progressivas em músculo esquelético, tecido adiposo, órgãos e massa tumoral,

---

Figura 5.5
Medidas de atenuação para tecido adiposo e muscular (HU).

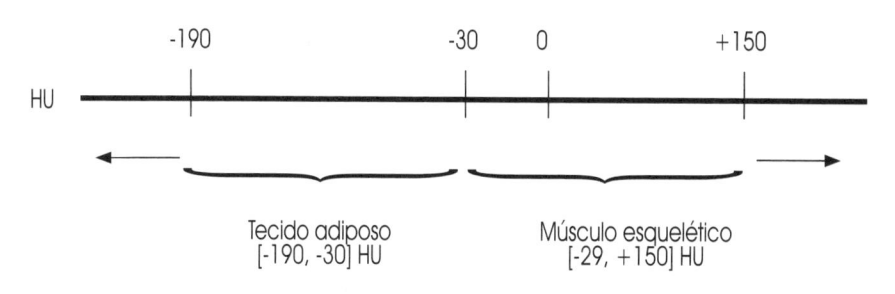

fornecendo uma variabilidade na disposição de drogas e perfis de toxicidade, que podem ser parcialmente explicadas por características diferentes na composição corporal.[44,45]

O diagnóstico tomográfico de sarcopenia foi definido pelo índice $\leq 38,5$ cm^2/m^2 para as mulheres e $\leq 52,4$ cm^2/m^2 para homens.[17,46]

Outros pontos de corte para sarcopenia foram publicados, sendo um que sugere o índice de músculo esquelético < 43 cm^2/m^2 para homens com IMC < 25 cm^2/m^2; e outro < 53 cm^2/m^2 para homens com sobrepeso e obesidade; < 41 cm^2/m^2 para mulheres.[47,48]

■ Bioimpedância elétrica

Sua análise é considerada método não invasivo, objetivo, portátil, utilizado para a avaliação da composição corporal por meio da aplicação de corrente elétrica de baixa intensidade. Essa técnica tem sido amplamente utilizada no campo da pesquisa clínica para fins de avaliação da composição corporal. Como a maioria dos métodos para esse fim, a bioimpedância elétrica (BIA) não realiza a medição direta da composição corporal; o dispositivo fornece estimativas indiretas da medida da resistência dos tecidos corporais através de uma corrente elétrica.[49]

Caracteriza-se por ser um método seguro, cujos resultados são reprodutíveis, de rápida obtenção e que reflete as propriedades elétricas dos tecidos normais ou afetados e o nível de hidratação corporal.[50]

Essa técnica baseia-se no modelo de um condutor cilíndrico, com comprimento e área transversal uniformes e homogêneos, ao qual o corpo humano se assemelha; porém, esse é composto por cinco cilindros conectados em série.[49] Os tecidos corporais apresentam diferentes oposições à passagem da corrente elétrica. Todas as técnicas de bioimpedância envolvem a aplicação de uma corrente fraca e alternada em uma ou mais frequências, através de

fios ligados ao corpo, chamados de eletrodos de injeção ou através do contato direto com eletrodos no caso dos dispositivos de escala *stand-by*. O fluxo diferencial da corrente varia dependendo da composição corporal do indivíduo. Componentes corporais, incluindo sangue e músculo, conduzem facilmente a corrente, enquanto a gordura e o osso, não. A queda de tensão ao longo da passagem da corrente pelo corpo (isto é, a impedância) é detectada através dos eletrodos de detecção de voltagem e dos dados da impedância (resistência, R; reatância, X; impedância, Z; ângulo de fase, AF) que são gravados pelo dispositivo de bioimpedância.[51]

Essa oposição, chamada de impedância (Z), possui dois vetores de acordo com o tipo de resistência (R) a uma corrente elétrica: resistência capacitiva (reactância = Xc) e resistência resistiva (chamado de resistência = R). A capacitância é a propriedade de armazenar energia elétrica sob a forma de um campo eletrostático. A membrana citoplasmática é constituída por duas camadas de material proteico (bom condutor) e uma camada de lipídeo (isolante), sendo assim a membrana celular atua como se fosse um capacitor, oferecendo reactância.[52]

Em frequências de 50 kHz a 100 kHz, a corrente elétrica passa através das membranas celulares, permitindo as medidas de impedância dentro e fora das células, determinando o balanço hídrico intra e extracelular. Mediante os valores obtidos para essas variáveis (Z, R e Xc), em diferentes frequências, o analisador calcula a quantidade de água corporal total e sua distribuição intra e extracelular e, assumindo assim, uma hidratação constante, determina a massa corporal magra ou massa livre de gordura e, logo, a composição corporal. Os aparelhos multifrequenciais em comparação aos monofrequencias, apresentam valores mais precisos da hidratação do indivíduo.[53]

No modelo tetrapolar, mais utilizado, são colocados quatro eletrodos, sendo dois na mão e dois no pé não dominante, e uma corrente de baixa amplitude (800 mA) e mono ou multifrequência é aplicada aos eletrodos distais. A queda de tensão, provocada pela impedância, é detectada pelo eletrodo proximal. Sua análise é feita por meio de equações preditivas registradas no próprio aparelho. As equações de predição variam de acordo com o aparelho e apresentam validade apenas para a população de origem, o que constitui um fator limitante para sua utilização em outros grupos populacionais.[53]

Para um resultado preciso, é necessário atentar-se a alguns fatores:[51]

- Calibração do aparelho realizada regularmente.
- Manutenção dos eletrodos em recipientes fechados e protegidos do calor.
- Medição correta do indivíduo (peso e altura).
- Jejum de, no mínimo, 4 horas antes do exame.
- Estar com a bexiga vazia antes do exame.
- Abstinência alcoólica de 8 horas antes do exame.
- Abstinência de atividade física e sauna 8 horas antes do exame.
- Temperatura do ambiente em torno de 22°C.
- A pele do indivíduo deve estar integra, sem lesões e limpa com álcool nos locais de colocação dos eletrodos.
- Distância dos eletrodos de, no mínimo, 5 cm.
- Mulheres não devem estar no período menstrual.
- Posicionamento do indivíduo em posição supina, com braços afastados do corpo por cerca de 30° e pernas afastadas por cerca de 45°.
- Em atendimento ambulatorial, manter o paciente na posição supina por 5 a 10 minutos antes do exame.
- Em casos de indivíduos amputados ou com hemiplegia ou prótese metálica, realizar a medição no lado não afetado.
- Edema, insuficiência hepática, ascite, insuficiência renal e insuficiência cardíaca interferem nos resultados.
- Pessoas que realizam diálise, o exame deve ser realizado 30 minutos após a diálise.
- Medidas são inválidas se uso de drogas que afetam o equilíbrio de água, esteroides, hormônio do crescimento ou diuréticos.
- Pacientes com marca-passo ou desfibriladores não devem realizar o exame.

O ângulo de fase (AF) é um valor obtido mediante medidas diretas da resistência (R) e reactância (Xc), mensurados pela BIA, sendo calculado diretamente pela equação: $Xc/R \times 180°/\pi$, sendo π (pi) = 3,14.

É considerado um indicador da massa celular corpórea e pode ser utilizado como preditor da integridade da membrana celular e a distribuição hídrica entre o meio intra e extracelular, vem sendo interpretado como indicador do estado de saúde, sendo considerado bom marcador prognóstico em diversos tipos de patologias e alterações do estado nutricional.[54]

O AF pode ser obtido por meio da seguinte equação:

AF = arco tangente $Xc/R \times 180°/\pi$; sendo π (pi) = 3,1416.

Mudanças na reactância indicam alterações na integridade celular do paciente ou, ainda, modificações na permeabilidade da membrana ou na composição celular.

Quanto mais íntegras estiverem as membranas, maior será o armazenamento de energia e, consequentemente, maior será o AF formado.[54]

O AF pode variar de 0° (sistema sem membranas celulares, resistivo) a 90° (sistema sem fluidos, somente capacitivo). Indivíduos saudáveis apresentam valores médios de AF entre 4 e 15°. A variação do AF irá depender da idade e sexo do indivíduo, da celularidade tissular, da hidratação dos tecidos, bem como da permeabilidade da membrana, que pode ser alterada pelo próprio processo de doença.[54]

Trabalhos com pacientes com câncer, encontraram uma média de AF entre 4,5 e 6°, sendo que os pacientes com valores menores que a média apresentaram menor sobrevida em relação aos demais, podendo ser mais uma ferramenta na avaliação nutricional desses pacientes.[55]

≡ Conclusões

Embora exista uma série de bons métodos de avaliação de composição corporal, eles ainda são pouco usados nos centros oncológicos brasileiros. Cada serviço deve escolher aquele que melhor se adequa a sua realidade para avaliar os pacientes, uma vez que alterações na massa muscular e na gordura visceral podem afetar diretamente o prognóstico, qualidade de vida e resposta ao tratamento.

≡ Referências

1. Arends J, Bachmann P, Baracos V, Barthelemy N, Bertz H, Bozzetti F et al. ESPEN Guideline on nutrition in cancer patients. Clin Nutr. 2016;1-38.
2. Martin L, Senesse P, Gioulbasanis I, Antoun S, Bozzetti F, Deans C et al. Diagnostic criteria for the classification of cancer-associated weight loss. J Clin Oncol. 2015;33(1):90-9.
3. Thibault R, Genton L, Pichard C. Body composition: why, when and for who? Clin Nutr. 2012;31(4):435-47.
4. Prado CMM, Baracos VE, McCargar LJ, Reiman T, Mourtzakis M, Tonkin K et al. Sarcopenia as a determinant of chemotherapy toxicity and time to tumor progression in metastatic breast cancer patients receiving capecitabine treatment. Clin Cancer Res. 2009;15(8):2920-6.
5. Thoresen L, Frykholm G, Lydersen S, Ulveland H, Baracos V, Prado CMM et al. Nutritional status, cachexia and survival in patients with advanced colorectal carcinoma. Different assessment criteria for nutritional status provide unequal results. Clin Nutr. 2013;32(1):65-72.
6. Pichard C, Kyle UG, Morabia A, Perrier A, Vermeulen B, Unger P. Nutritional assessment: lean body mass depletion at hospital admission is associated with an increased lenghth of stay. Am J Clin Nutr. 2004;79:613-8.
7. Barrére APN, Pereira A, Prado C. Composição Corporal em Oncologia. In: Barrere APN, Pereira A, Hamerschlak N, Piovacari SMF. Guia Nutricional em Oncologia. São Paulo: Atheneu; 2017.
8. Di Sebastiano KM, Yang L, Zbuk K, Wong RK, Chow T, Koff D et al. Accelerated muscle and adipose tissue loss may predict survival in pancreatic cancer patients: the relationship with diabetes and anaemia. Br J Nutr. 2013;109(2):302-12.
9. Richards CH, Roxburgh CSD, MacMillan MT, Isswiasi S, Robertson EG, Guthrie GK et al. The relationships between body composition and the systemic inflammatory response in patients with primary operable colorectal cancer. PLoS One. 2012;7(8):e41883.
10. Muscaritoli M, Anker SD, Argils J, Aversa Z, Bauer JM, Biolo G et al. Consensus definition of sarcopenia, cachexia and pre-cachexia: joint document elaborated by Special Interest Groups (SIG) "cachexia-anorexia in chronic wasting diseases" and "nutrition in geriatrics". Clin Nutr. 2010;29(2):154-9.
11. Cesari M, Fielding RA, Pahor M, Goodpaster B, Hellerstein M, van Kan GA et al. Biomarkers of sarcopenia in clinical trials-recommendations from the International Working Group on Sarcopenia. J Cachexia Sarcopenia Muscle. 2012;3(3):181-90.
12. Dello SAWG, Lodewick TM, Van Dam RM, Reisinger KW, Van Den Broek MAJ, Von Meyenfeldt MF et al. Sarcopenia negatively affects preoperative total functional liver volume in patients undergoing liver resection. Hpb. 2013;15(3):165-9.
13. Berger J, Bunout D, Barrera G, de la Maza MP, Henriquez S, Leiva L et al. Rectus femoris (RF) ultrasound for the assessment of muscle mass in older people. Arch Gerontol Geriatr. 2015;61(1):33-8.

14. Andreoli A, Garaci F, Cafarelli FP, Guglielmi G. Body composition in clinical practice. Eur J Radiol. 2016;85(8):1461-8.

15. Pereira AZ, Marchini JS, Carneiro G, Arasaki CH, Zanella MT. Lean and fat mass loss in obese patients before and after Roux-en-Y gastric bypass: a new application for ultrasound technique. Obes Surg. 2012;22(4):597-601.

16. Prado CMM, Heymsfield SB. Lean tissue imaging: a new era for nutritional assessment and intervention. J Parenter Enter Nutr. 2014;38(8):940-53.

17. Arends J, Bachmann P, Baracos V, Barthelemy N, Bertz H, Bozzetti F et al. ESPEN Guidelines on nutrition in cancer patients. Clin Nutr. 2017;36(1):11-48.

18. Hangiandreou NJ. Topics in US B-mode US: Basic Concepts and New Technology 1. RadioGraphics. 2003;23:1019-33.

19. Liu KH, Chan YL, Chan WB, Kong WL, Kong MO, Chan JCN. Sonographic measurement of mesenteric fat thickness is a good correlate with cardiovascular risk factors: comparison with subcutaneous and preperitoneal fat thickness, magnetic resonance imaging and anthropometric indexes. Int J Obes Relat Metab Disord. 2003;27(10):1267-73.

20. Abe T, Bemben MG, Kondo M, Kawakami Y, Fukunaga T. Comparison of Skeletal Muscle Mass To Fat-Free Mass Ratios. 2012;16(6):534-8.

21. Tillquist M, Kutsogiannis DJ, Wischmeyer PE, Kummerlen C, Leung R, Stollery D et al. Bedside ultrasound is a practical and reliable measurement tool for assessing quadriceps muscle layer thickness. JPEN J Parenter Enteral Nutr. 2014;38(7):886-90.

22. Pillen S. Skeletal muscle ultrasound. Eur J Transl Myol. 2010;1(4):145-55.

23. Sanada K, Kearns CF, Midorikawa T, Abe T. Prediction and validation of total and regional skeletal muscle mass by ultrasound in Japanese adults. Eur J Appl Physiol. 2006;96(1):24-31.

24. Maurits NM, Bollen AE, Windhausen A, De Jager AEJ, Van Der Hoeven JH. Muscle ultrasound analysis: normal values and differentiation between myopathies and neuropathies. Ultrasound Med Biol. 2003;29(2):215-25.

25. Arbeille P, Kerbeci P, Capri A, Dannaud C, Trappe SW, Trappe T et al. Quantification of muscle volume by echography: comparison with MRI data on subjects in long-term bed rest. Ultrasound Med Biol. 2009;35(7):1092-7.

26. Mcclave SA, Taylor BE, Martindale RG, Warren MM, Johnson DR, Braunschweig C et al. Guidelines for the provision and assessment of nutrition support therapy in the adult critically Ill patient: Society of Critical Care Medicine (SCCM) and American Society for Parenteral and Enteral Nutrition (ASPEN) preliminary remarks. J Parenter Enter Nutr. 2016;40(2):159-211.

27. Watanabe Y, Yamada Y, Fukumoto Y, Ishihara T, Yokoyama K, Yoshida T et al. Echo intensity obtained from ultrasonography images reflecting muscle strength in elderly men. Clin Interv Aging. 2013;8:993-8.

28. Fukumoto Y, Ikezoe T, Yamada Y, Tsukagoshi R, Nakamura M, Mori N et al. Skeletal muscle quality assessed from echo intensity is associated with muscle strength of middle-aged and elderly persons. Eur J Appl Physiol. 2012;112(4):1519-25.

29. Pillen S, Arts IMP, Zwarts MJ. Muscle ultrasound in neuromuscular disorders. Muscle and Nerve. 2008;37(6):679-93.

30. McLean RR, Kiel DP. Developing consensus criteria for sarcopenia: an update. J Bone Miner Res. 2015;30(4):588-92.

31. Ribeiro-Filho FF, Faria AN, Azjen S, Zanella M-T, Ferreira SRG. Methods of estimation of visceral fat: advantages of ultrasonography. Obes Res. 2003;11(12):1488-94.

32. Ms WG, Ren H, Tong H, Ms XS, Chen S, Lai J et al. A comparison of ultrasound and magnetic resonance imaging to assess visceral fat in the metabolic syndrome. Asia Pac J Clin Nutr. 2007;16(Suppl 1):339-45.

33. Kim SK, Kim HJ, Hur KY, Choi SH, Ahn CW, Lim SK et al. Visceral fat thickness measured by ultrasonography can estimate not only visceral obesity but also risks of cardiovascular and. Am J Clin Nutr. 2004;79:593-9.

34. Hirooka M, Kumagi T, Kurose K, Nakanishi S, Michitaka K, Matsuura B et al. A technique for the measurement of visceral fat by ultrasonography: comparison of measurements by ultrasonography and computed tomography. Intern Med. 2005;44(8):794-9.

35. Martin AM, Berger H, Nisenbaum JGR. Abdominal visceral adiposity in the first trimester predicts glucose intolerance in later pregnancy. Diabetes Care. 2009;32:1308-10.

36. Graziany R, Souza M, Gomes AC, Marques C, Prado M, Mota JF. Methods for body composition analysis in obese adults. Rev Nutr. 2014;27(5):569-83.

37. Silver HJ, Welch EB, Avison MJ, Niswender KD. Imaging body composition in obesity and weight loss: challenges and opportunities. Diabetes Metab Syndr Obes. 2010;3:337-47.

38. Shen W, Wang Z, Punyanita M, Lei J, Sinav A, Kral JG et al. Adipose tissue quantification by imaging methods: a proposed classification. Obes Res. 2003;11(1):5-16.

39. Bitar R, Leung G, Perng R, Tadros S, Moody AR, Sarrazin J et al. MR pulse sequences: what every radiologist wants to know but is afraid to ask. Radiographics. 2006;26(2):513-37.

40. Awad S, Tan BH, Cui H, Bhalla A, Fearon KCH, Parsons SL et al. Marked changes in body composition following neoadjuvant chemotherapy for oesophagogastric cancer q. Clin Nutr. 2012;31(1):74-7.

41. Ackland TR, Lohman TG, Sundgot-Borgen J, Maughan RJ, Meyer NL, Stewart AD et al. Current status of body composition assessment in sport. Sport Med. 2012;42(3):227-49.

42. Yoshizumi T, Nakamura T, Yamane M, Islam a H, Menju M, Yamasaki K et al. Abdominal fat: standardized technique for measurement at CT. Radiology. 1999;211(1):283-6.

43. Mourtzakis M, Prado CMM, Lieffers JR, Reiman T, McCargar LJ, Baracos VE. A practical and precise approach to quantification of body composition in cancer patients using computed tomography images acquired during routine care. Appl Physiol Nutr Metab. 2008;33:997-1006.

44. Malietzis G, Aziz O, Bagnall NM, Johns N, Fearon KC, Jenkins JT. The role of body composition evaluation by computerized tomography in determining colorectal cancer treatment outcomes: a systematic review. Eur J Surg Oncol. 2015;41(2):186-96.

45. Tan BHL, Birdsell LA, Martin L, Baracos VE, Fearon KCH. Sarcopenia in an overweight or obese patient is an adverse prognostic factor in pancreatic cancer. Clin Cancer Res. 2009;15(22):6973-9.

46. Prado CMM, Wells JCK, Smith SR, Stephan BCM, Siervo M. Sarcopenic obesity: a critical appraisal of the current evidence. Clin Nutr. 2012;31(5):583-601.

47. Martin L, Birdsell L, MacDonald N, Reiman T, Clandinin MT, McCargar LJ et al. Cancer cachexia in the age of obesity: skeletal muscle depletion is a powerful prognostic factor, independent of body mass index. J Clin Oncol. 2013;31(12):1539-47.

48. Prado CM, Cushen SJ, Orsso CE, Ryan AM. Sarcopenia and cachexia in the era of obesity : clinical and nutritional impact. Proc Nutr Soc. 2016 May;75(2):188-98.

49. Earthman CP. Body composition tools for assessment of adult malnutrition at the bedside a tutorial on research considerations and clinical applications. J Parenter Enter Nutr. 2015;39(7):201.

50. Heymsfield SB, Gonzalez MC, Lu J, Jia G, Zheng J. Skeletal muscle mass and quality: evolution of modern measurement concepts in the context of sarcopenia. Proc Nutr Soc. 2015;74(4):355-66.

51. Urvashi Mulasi, Adam J. Kuchnia, Abigail J, Cole CPE. Bioimpedance at the bedside current applications, limitations, and opportunities. Nutr Clin Pract. 2015;30(2).

52. Eickemberg M, Oliveira CC, Roriz AKC. Bioimpedância elétrica e sua aplicação em avaliação nutricional Bioelectric impedance analysis and its use for nutritional assessments. Rev Nutr Campinas. 2011;24(6):883-93.

53. Ward LC. Segmental bioelectrical impedance analysis: an update. 2012;15(5):424-9.

54. Gonzalez MC, Barbosa-silva TG, Bielemann RM, Gallagher D, Heymsfield SB. Phase angle and its determinants in healthy subjects: influence of body composition 1. Am J Clin Nutr. 2016;103:712-6.

55. Miranda MP, Motta R, Vale VS, Spitz D, Castanhos IA. Ângulo de fase e gravidade de doença no câncer de pulmão, cabeça e pescoço e colorretal. Rev HUPE. 2015;14(1):8-18.

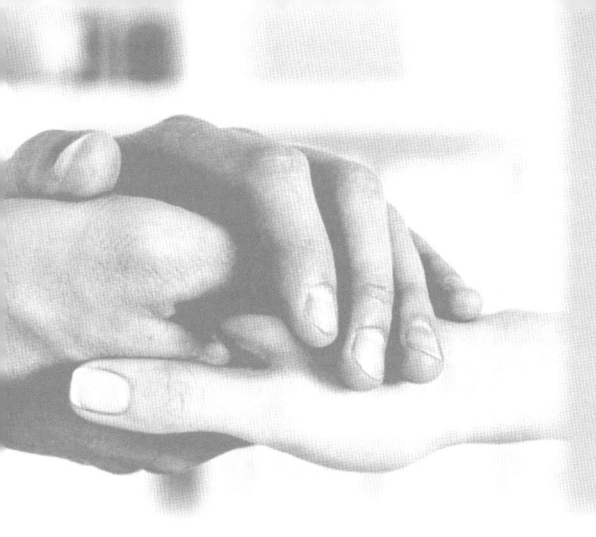

Andrea Pereira

José Eduardo de Aguilar Nascimento

A reposição de micronutrientes no paciente oncológico após cirurgia do trato gastrointestinal

☰ Introdução

A cirurgia oncológica é uma parte importante do tratamento no câncer, associada à quimioterapia, radioterapia e transplante de medula óssea, é uma das possibilidades terapêuticas. Quando parte do trato gastrointestinal (TGI) é ressecado, são apresentados sintomas específicos, conforme descrito no Quadro 6.1, e deficiências nutricionais decorrentes da alteração da absorção, que serão melhor descritas posteriormente.

Quadro 6.1
Eventos adversos em cirurgia oncológica.

Área cirúrgica	Consequências
Cavidade oral e faringe	Disgeusia, xerostomia, inapetência, dificuldades de mastigação e/ou deglutição, disfagia e fadiga
Esôfago	Náusea, saciedade precoce, estase gástrica (secundária à vagotomia), disfagia, má absorção de gorduras, inapetência e fadiga
Estômago	Saciedade precoce, síndrome de Dumping, intolerância às gorduras (má absorção), diarreia, inapetência, anemia, fadiga
Intestino delgado	Má absorção de gorduras, vitaminas e minerais, diarreia, desidratação, cólicas, flatulência e obstipação

(Continua)

Quadro 6.1 (Continuação)
Eventos adversos em cirurgia oncológica.

Área cirúrgica	Consequências
Cólon (total ou subtotal)	Perda de água e eletrólitos, diarreia, desidratação, flatulência, cólicas, inapetência e fadiga
Reto	Aumento da pressão retal, obstipação, inapetência e fadiga
Pâncreas	Inapetência, fadiga, obstipação, inchaço, flatulência, intolerância às gorduras e alteração da glicemia

Fonte: Adaptado de Macedo, 2017.[1]

☰ Micronutrientes

Por definição, micronutrientes são os minerais e eletrólitos (sódio, potássio, cálcio, fósforo e magnésio), as vitaminas hidrossolúveis (C e do complexo B) e lipossolúveis (A, D, E e K) e os elementos-traço (ferro, cobre, zinco, manganês, selênio, iodo, flúor, cromo e cobalto) existentes no organismo humano.[2]

Sabe-se que as atribuições de tais substâncias no organismo podem ser diretas ou indiretas, atuando como auxiliares de outras moléculas. Em inúmeros casos, a atividade enzimática depende de elementos-traço e vitaminas, ou, ainda, de produtos do metabolismo desses elementos para exercer suas funções. As vitaminas A, C e E, o zinco e o selênio, por exemplo, têm propriedades antioxidantes.[2] O zinco contribui para a elaboração de receptores hormonais e algumas moléculas nobres em fatores de transcrição ligados ao DNA. O cálcio e o fósforo são componentes sólidos do organismo, participando da constituição da matriz mineral do tecido ósseo. Da mesma maneira, sódio e potássio são os principais elementos responsáveis pelo equilíbrio osmótico extra e intracelular, equilíbrio hidroeletrolítico e acidobásico do organismo.[2,3] O magnésio, por sua vez, apresenta atividades de grande monta para o funcionamento adequado dos órgãos e tecidos, como a transmissão de impulsos musculares e nervosos, ativação de canais celulares, trocas iônicas e manutenção da osmolaridade.[2,3]

As fontes alimentares e as funções específicas de cada micronutriente estão expostas na Tabela 6.1.[3,4]

≡ O paciente oncológico e a reposição de micronutrientes

De acordo com as diretrizes da Sociedade Europeia de Nutrição Clínica e Metabolismo (ESPEN), podemos inferir que todos os pacientes com câncer que consomem menos de 60% de suas necessidades diárias de energia por mais de 7 a 10 dias tenham um déficit de micronutrientes. Além disso, a inapetência e aversão a determinados alimentos como resultado da anorexia, bem como a demanda crescente de micronutrientes pelos efeitos adversos da terapia anticâncer e por processos inflamatórios, também contribuem para uma deficiência de micronutrientes.[5]

Um déficit de micronutrientes causado por neoplasia é relevante em aspectos,

como: o comprometimento da cicatrização de feridas; maior risco de complicações após intervenções cirúrgicas; interferência da competência imune do organismo afetando a taxa de proliferação de células imunes, as quais têm uma maior necessidade de nutrientes; na maior incidência de sintomas depressivos, associados principalmente a carência de vitaminas do complexo B.[6]

Dessa maneira, diversos estudos têm confirmado a importância dos micronutrientes como adjuvantes para terapia nutricional, fornecendo evidências de que tomar uma preparação multivitamínica/mineral pode melhorar tanto a qualidade de vida quanto o prognóstico de pacientes com câncer.[7] Em razão disso, no que tange à reposição de micronutrientes no paciente oncológico sem cirurgia do trato gastrointestinal, a literatura atual orienta a oferta de uma a duas vezes os valores de DRI para o paciente oncológico.[2]

≡ Deficiência de macro e micronutrientes após a cirurgia do trato gastrointestinal

A maioria dos estudos recentes sobre a deficiência de micronutrientes após a cirurgia do TGI está relacionada com a cirurgia bariátrica, em razão de sua importância nos tempos atuais. Porém, as deficiências são as mesmas dos pacientes oncológicos que tiveram parte do trato digestório retirado; portanto, podemos utilizar tais estudos nesse grupo de pacientes.

Esses pacientes devem ter um acompanhamento nutricional de rotina para prevenção de deficiências, e o profissional deve estar atento a sintomas relacionados com essas condições.

Tabela 6.1
Principais fontes alimentares e funções das vitaminas e micronutrientes.

	Fontes alimentares principais	Funções no organismo
Vitamina A	Fígado, peixe, gema de ovo, leite integral, frutas, folhas verde-escuras, vegetais amarelo-alaranjados	Atua no processo visual, manutenção dos tecidos, diferenciação celular, resposta imunológica
Vitamina B1 (tiamina)	Cereais integrais, levedura (cerveja, pães), fígado	Auxilia no metabolismo de carboidratos e aminoácidos
Vitamina B2 (riboflavina)	Leite, carnes magras, ovos, fígado e vegetais de folhas verdes	Participa da respiração celular, do metabolismo de carboidratos, proteínas e gorduras
Vitamina B3 (niacina)	Amendoim, derivados do leite, grãos integrais, peixe	Contribui para a síntese de ácidos graxos e esteroides e produção de ATP, atuando no metabolismo energético
Vitamina B5 (ácido pantotênico)	Ovos, fígados, grãos integrais, leite, legumes	Opera no metabolismo dos macronutrientes produzindo energia
Vitamina B6 (piridoxina)	Grãos integrais, peixes, carnes magras	Colabora com o transporte e metabolismo dos aminoácidos
Biotina	Carne vermelha, nozes, fígado, gema de ovo	Participa do metabolismo de proteínas e lipídios
Vitamina B12 (cobalamina)	Fígado, carnes, leite, ovos	Atua na formação das hemácias, no metabolismo dos ácidos nucleicos
Colina	Frutas, fígado	É a precursora da acetilcolina e atua na formação de fosfolipídios
Vitamina C	Frutas cítricas, vegetais de folhas verdes (espinafre, couve)	Contribui com a formação do colágeno, auxilia a absorção de ferro, atua no metabolismo da tirosina, antioxidante
Vitamina D	Fígado, óleos de peixes (p.ex., bacalhau), gema de ovo, margarina	Transporte de cálcio e fósforo intestinal, manutenção da massa óssea
Vitamina E	Óleos vegetais (soja, arroz, girassol, milho), folhas verde-escuras, carnes	Protege a membrana celular da oxidação, conservando sua estrutura
Vitamina K	Verduras verde-escuras, fígado, margarina	Atua na cascata de coagulação
Ácido fólico	Fígado, folhas verdes, grãos integrais, amendoim	Atua na síntese e reparo do DNA, formação das hemácias, síntese de purinas, colina e metionina
Cálcio	Derivados do leite (queijo, iogurte)	Atua na contração muscular, composição dos ossos e dentes, transmissão sináptica
Magnésio	Soja, legumes, nozes, frutos do mar	Participa da transmissão e atividade neuromuscular, relaxamento muscular, síntese de lipídios e proteínas, síntese da ureia
Manganês	Feijão, lentilhas, fígado, nozes, frutas	Auxilia a síntese de ácidos graxos e colesterol, síntese do colágeno e mucopolissacarídeos
Fósforo	Leites, carnes, peixe, ovos	Compõe a estrutura celular, auxilia o crescimento, a manutenção e o reparo tecidual
Selênio	Frutos do mar, nozes, vegetais, fígado	Atua com enzimas e auxilia na peroxidação do hidrogênio
Zinco	Ostras, ovos, leite, carnes	Atua com sistemas enzimáticos, auxilia o sistema imunológico e regulação de genes
Ferro	Feijão, fígado, alimentos enriquecidos	Participa da formação da hemoglobina, mioglobina e enzimas respiratórias
Cobre	Frutos do mar, feijão, ovos, carne	Atua com sistemas enzimáticos
Cromo	Carnes, queijos, cereais	Auxilia a regular a expressão gênica, potencializa a ação da insulina
Flúor	Chás, frutos do mar, peixes, carnes	Compõe a matriz óssea, constitui o esmalte dentário

Fonte: Adaptada de Devin, 2002; Papini-Berto e Burini, 2001.[3,4]

Na Tabela 6.2 são abordados os principais sintomas associados às deficiências e seu tratamento. A seguir, são descritos alguns nutrientes cujas deficiências são mais prevalentes após a cirurgia do TGI.

■ Proteína

A deficiência de proteína, uma complicação associada aos procedimentos cirúrgicos disabsortivos (3 a 6 meses após a cirurgia), pode ser diagnosticada pela hipoalbuminemia < 3,5 mg/dL.[8] Está relacionada com 1% das hospitalizações após esses procedimentos e com a piora da morbimortalidade desses pacientes.[8]

O tratamento deve ter como base a adequação da dieta oral e o uso de suplementos proteicos, que podem ser divididos em quatro categorias:

1. Concentrados proteicos derivados de leite, soja ou ovos.
2. Concentrados proteicos derivados de colágeno, sozinhos ou combinados com outras proteínas.
3. Doses de um ou mais aminoácidos essenciais.
4. Híbridos de aminoácidos e concentrados proteicos.[8]

Em alguns casos, há necessidade do uso de nutrição parenteral, quando há muito pouco TGI ou se há uma deficiência grave.[8]

■ Ferro

A deficiência de ferro é uma das mais prevalentes, podendo ocorrer em 40 a 70% dos pacientes. Após 5 anos de cirurgia, esse risco é aumentado em decorrência da redução dos estoques de ferro corporais pelas perdas sanguíneas e pela baixa ingestão; redução na conversão do Fe^{3+} na forma mais absorvível – Fe^{2+}, em razão da redução do ácido clorídrico; redução da absorção geral do ferro no duodeno e jejuno proximal.[9-11]

A principal consequência clínica é a anemia, resultando na queda das hemácias e da ferritina, considerada o marcador mais importante para essa deficiência.[11]

■ Vitamina B12

A vitamina B12 é um cofator importante no funcionamento neural. Sua deficiência nas cirurgias do TGI pode chegar a 62%. O mecanismo dessa deficiência é multifatorial, associado à redução na produção do fator intrínseco, prejudicando a sua absorção no íleo; redução do ácido clorídrico, reduzindo a sua bioviabilidade na alimentação; e intolerâncias alimentares, resultando na redução do consumo de alimentos com vitamina B12, são as principais causas.[12]

■ Tiamina ou vitamina B1

A tiamina é uma coenzima para enzimas essenciais, sua deficiência pode causar sintomas do beribéri seco e úmido (Tabela 6.2).[12]

Essa deficiência pode ocasionar, ainda, quadros mais graves, como a encefalopatia de Wernicke, caracterizada por polineuropatia, ataxia, nistagmo, oftalmoplegia, perda da memória recente, confusão e coma. Quando associada à psicose e à alucinação, tem-se a síndrome de Wernicke-Korsakoff.[13] Esses quadros requerem uma reposição urgente de tiamina, pois há a possibilidade de evolução para coma e óbito.[13]

■ Vitamina D

A vitamina D é um regulador do metabolismo do cálcio. Nos pacientes pós-cirúrgicos a sua deficiência pode chegar a 73%, estando mais relacionada com a osteoporose, hiperparatireoidismo secundário e distúrbios do cálcio. A principal causa é a má absorção ocasionada pela redução cirúrgica do TGI; porém, a redução do consumo de alimentos ricos em cálcio por intolerância pode exacerbar o quadro e aumentar o risco de fraturas.[11,12]

Tabela 6.2
Sintomas clínicos e tratamentos das deficiências de vitaminas e minerais.

Vitaminas e minerais	Doença	Sintomas	Tratamento
Tiamina (B1)	Beribéri	**Neuropsíquico:** agressividade, alucinação, confusão, ataxia, nistagmo, paralisia do nervo motor dos olhos e entorpecimento **Beribéri úmido ou cardíaco:** taquicardia ou bradicardia, acidose láctica, dispneia, edema de MMII e dilatação ventricular **Beribéri seco ou neurológico:** convulsão, fraqueza muscular, dor em MMII ou MMSS, exacerbação dos reflexos tendíneos **Gastrointestinais:** retardo do esvaziamento gástrico, náusea, vômitos, dilatação jejunal ou megacólon e constipação	100 mg, VO, 2× ao dia **EWK ou psicose aguda:** 250 mg, IM ou IV, 3× ao dia
Riboflavina (B2)	Arriboflavinose	Anemia, dermatite, estomatite e glossite	5-10 mg, VO, 1× ao dia
Niacina (B3)	Pelagra	Diarreia, confusão, dermatite e ataxia	100-500 mg, VO, 2× ao dia
Ácido fólico (B9)	Deficiência de folato	Fraqueza, perda de peso e anorexia	1-5 mg, VO, 1× ao dia
Cobalamina (B12)	Anemia perniciosa	Depressão, mal-estar, ataxia e parestesia	0,5-2,0 mg, VO, 1× ao dia 1.000 mcg IM mensalmente ou 500 mcg, SL, 1× ao dia
Vitamina C	Escorbuto	Mialgia, mal-estar, sangramento gengival, petéquias	200 mg, VO, 1× ao dia
Vitamina A	Deficiência de vitamina A	Cegueira noturna, prurido e cabelo seco	10.000 UI diárias
Vitamina D	Osteomalacia (adultos) ou raquitismo (crianças)	Artralgias, depressão, fasciculação e mialgia	50.000 UI semanais por 4 meses e depois de 1.000-4.000 UI diárias
Vitamina E	Deficiência de vitamina E	Anemia, ataxia, desordem motora e fraqueza	800-1.200 UI diárias
Vitamina K	Deficiência de vitamina K	Alteração da coagulação	2,5-25 mg diárias
Cálcio	Osteoporose	Ausente	1,2-2,0 g diárias
Ferro	Anemia	Fadiga, dispneia e dor no peito	325 mg de sulfato ferroso ou 200 mg de fumarato ferroso + 125 mg de vitamina C 4× ao dia
Zinco	Hipozincemia	Lesões de pele, distrofia das unhas, alopecia e glossite	220 mg de sulfato de zinco ou 30-50 mg de gluconato de zinco diários
Cobre	Hipocupremia	**Neurológico:** parestesia, fraqueza e paralisia de MMII **Hematológico:** anemia ferropriva refratária	2-4 mg de gluconato de cobre diário
Selênio	Doença de Keshan	Dispneia, fadiga e edema de MMII	100 mcg de selênio sódico ao dia

Legenda: EWK: encefalopatia de Wernicke-Korsakoff; IM: intramuscular; IV: intravenosa; MMII: membros inferiores; MMSS: membros superiores; SL: sublingual; VO: via oral.

Fonte: Adaptada de Bal et al., 2012; Jaiser e Winston et al., 2010; John e Hoegerl, 2009.[12,14,15]

■ Zinco

A maioria dos pacientes que apresentam essa deficiência, que pode ocorrer em até 50% deles, são assintomáticos; porém, alguns sintomas descritos na Tabela 6.2 podem estar presentes, sendo a alopecia o mais comum.[9,10]

■ Cobre

A deficiência de cobre pode ser ocasionada pela suplementação de zinco, decorrente da competição pelo mesmo sítio de absorção, como também pela redução da sua absorção e do consumo de alimentos ricos em cobre por intolerâncias. Os principais sintomas estão descritos na Tabela 6.2; porém, mais comumente vemos anemia hipocrômica, neutropenia e pancitopenia. Nos casos mais graves, podemos ter hipopigmentação da pele, cabelo e unhas e mieloneuropatia periférica.[12-15]

≡ Conclusão

A deficiência de nutrientes é uma consequência da cirurgia do TGI, devido à disabsorção. Além da suplementação no pós-operatório, o acompanhamento é fundamental para a prevenção. O profissional de saúde deve ter o conhecimento dos principais sintomas com a finalidade de um diagnóstico precoce. Com o aumento desse tipo de cirurgia e cura dos pacientes oncológicos, os profissionais de saúde serão cada vez mais confrontados com essas deficiências nutricionais.

≡ Referências

1. Macedo ALV, Dias MCG, Nogueira PBP. Importância da nutrição na cirurgia oncológica. Guia Nutricional em Oncologia. São Paulo: Atheneu; 2017.

2. Martins MA, Carrilho FJ, Alves VAF, Castilho EA, Cerri GG. Doenças do aparelho digestivo, nutrição e doenças nutricionais. Barueri: Manole; 2016.

3. Devlin TM. Manual de Bioquímica com correlações clínicas. São Paulo: Blucher; 2002. p.1066-82.

4. Papini-Berto SJ, Burini RC. Causas da desnutrição pós-gastrectomia. Arq Gastroenterol. 2001 [cited 2019 Apr 23];38(4):272-5.

5. Ströhle A, Zänker K, Hahn. A. Nutrition in oncology: the case of micronutrients (Review). Oncol Rep. 2010;24:815-28.

6. Tong H, Isenring E, Yates P. The prevalence of nutrition impact symptoms and their relationship to quality of life and clinical outcomes in medical oncology patients. Support Care Cancer. 2009;17:83-90.

7. Heyland DK, Dhaliwal R, Suchner U, Berger MM. Antioxidant nutrients: a systematic review of trace elements and vitamins in the critically ill patient. Intensive Care Med. 2005;31(3):327-37.

8. Heber D, Greenway FL, Kaplan LM, Livingston E, Salvador J, Still C. Endocrine and nutritional management of the post-bariatric surgery patient: an Endocrine Society Clinical Practice Guideline. J Clin Endocrinol Metab. 2010;95:4823-43.

9. Davies DJ, Baxter JM, Bchl MB, Baxter PJN, Eng F. Nutritional deficiencies after bariatric surgery. Obes Surg. 2007;17:1150-8.

10. Bloomberg RD, Fleishman A, Nalle JE, Herron DM. Nutritional deficiencies following bariatric surgery: what have we learned? Obes Surg. 2005;15:145-54.

11. Lupoli R, Lembo E, Saldalamacchia G, Avola CK, Angrisani L. Bariatric surgery and long-term nutritional issues. World J Diabetes. 2017;8(11):464-74.

12. Bal BS, Finelli FC, Shope TR, Koch TR. Nutritional deficiencies after bariatric surgery. Nat Rev Endocrinol. Nature Publishing Group. 2012;8(9):544-56.

13. Parrott J, Frank L, Rabena R, Craggs-Dino L, Isom KA, Greiman L. American Society for Metabolic and Bariatric Surgery integrated health nutritional guidelines for the surgical weight loss patient. 2016 Update: Micronutrients. Surg Obes Relat Dis. 2017;13(5):727-41.

14. Jaiser SR, Winston GP. Copper deficiency myelopathy. J Neurol. 2010;257(6):869-81.

15. John S, Hoegerl C. Nutritional deficiencies after gastric bypass surgery. JAOA. 2009;11:5-8.

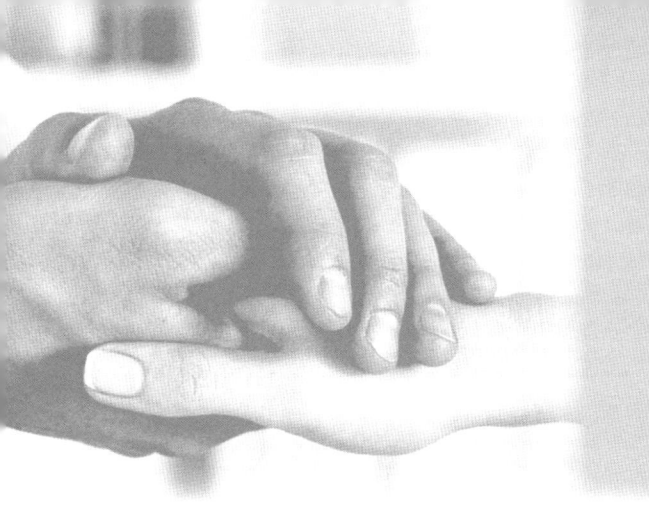

Capítulo 7

Thiago José Martins Gonçalves

Ludmila Koch

Um olhar diferenciado para o idoso

☰ Introdução

O processo de envelhecimento está associado a fatores moleculares, celulares, sistêmicos, comportamentais, cognitivos e sociais. As alterações que ocorrem durante esse processo aumentam a predisposição à incapacidade funcional, à multimorbidade e a situaçõcs de vulnerabilidade.[1-3]

O Brasil vive um período de acelerado envelhecimento demográfico, sendo que o segmento populacional que mais aumenta na população brasileira é o de idosos, com taxas de crescimento de mais de 4% ao ano no período de 2012 a 2022. A população com 60 anos de idade em 2000 era representada por 14,2 milhões de pessoas, a qual deverá atingir 41,5 milhões em 2030, e 73,5 milhões em 2060. Estima-se, para os próximos 10 anos, um incremento médio de mais de 1 milhão de idosos anualmente.[4]

Essa situação de envelhecimento populacional é consequência, primeiramente, da rápida e contínua queda da fecundidade no país, além de ser também influenciada pela queda da mortalidade em todas as idades, mas principalmente pelas melhorias nas condições de saúde.[5]

O rápido envelhecimento da população traz profundas implicações e importantes desafios para a sociedade, o qual não deve ser considerado necessariamente como um problema, mas exige atenção para a discussão das maneiras de lidar com o fenômeno. Nesse contexto, a preocupação com as condições necessárias à manutenção da qualidade de vida das pessoas idosas tem crescido, e os temas relacionados com as políticas públicas e com as ações de proteção e cuidado específicos para idosos vêm adquirindo relevância inédita na agenda pública, conforme aponta estudo do Instituto de Pesquisa Econômica Aplicada (IPEA).[6]

A projeção do crescimento da incidência de câncer de 2012 a 2035, segundo dados do Globocan 2012, sofrerá um aumento de 108% em pacientes acima de 65 anos.[7] Assim, com o envelhecimento esperado da população no Brasil, haverá um crescimento na incidência de câncer, tanto de tumores sólidos como neoplasias hematológicas, trazendo como consequência diversos desafios relacionados com os cuidados do idoso com câncer, como maior vulnerabilidade à toxicidade do tratamento oncológico, maior dependência para atividades de vida diária e preocupação com os efeitos tardios da terapia.[3]

Estimativas do Instituto Nacional de Câncer (INCA) apontam que, no Brasil, para o biênio 2016-2017, ocorrerão cerca de 600 mil casos novos de câncer. Excluindo-se o câncer de pele não melanoma (aproximadamente 180 mil casos novos), serão cerca de 420 mil casos novos de câncer, com perfil epidemiológico semelhante ao restante da América Latina e Caribe.[8]

Segundo dados do Atlas da Saúde da Cidade de São Paulo (estimativas de 2011), o coeficiente de mortalidade – faixa etária por 100 mil habitantes – de 60 a 74 anos foi de 1.881,9 mortes, enquanto para pessoas acima de 75 anos foi de 7.733,5. A Tabela 7.1 apresenta a mortalidade por grupo de causas, segundo a faixa etária.[9]

Tabela 7.1
Mortalidade por grupo de causas, segundo a faixa etária.

	Coeficiente de mortalidade por doenças do aparelho circulatório por 100 mil habitantes	Coeficiente de mortalidade por neoplasias por 100 mil habitantes
45-59 anos	190,6	161,2
60-64 anos	690,9	514
> 75 anos	2.990,2	1237

Fonte: Adaptada de Atlas da Saúde da Cidade de São Paulo, 2011.[9]

☰ Alterações que ocorrem no envelhecimento fisiológico

A marca do envelhecimento é o decréscimo da reserva fisiológica. Do ponto de vista nutricional, são comuns em idosos as alterações funcionais relacionadas com a motilidade do trato gastrointestinal, a gastrite atrófica e a alteração do metabolismo hepático.[10]

A elevação progressiva de glicose, cujo mecanismo tem base multifatorial, e a presença de osteoporose são frequentes, em razão do declínio da massa óssea após a quarta década de vida.[11] A massa magra corporal também diminui, em decorrência da perda e atrofia das células musculares.[12]

Essas mudanças possuem implicações clínicas importantes para o manejo dos idosos, uma vez que, com o metabolismo alterado, pode-se predizer mudanças na resposta às doses de drogas comumente usadas. No entanto, o desenvolvimento de programas de prevenção nutricional e de exercícios físicos para o idoso, podem retardar muitas destas alterações.[13]

☰ Avaliação geriátrica ampla

Em virtude do envelhecimento populacional e novas demandas para o seu cuidado, muitos estudos têm tentado estabelecer, de maneira prática e de fácil aplicação, critérios para identificar idosos frágeis, que possuem risco aumentado para desfechos ruins. Contudo, a definição de fragilidade continua controversa e não há consenso sobre ela.[14]

A definição de Fried e colaboradores feita com base estritamente em características biológicas tem sido frequentemente utilizada e corrobora a relação entre fragilidade e vulnerabilidade física, assim como decréscimo nas reservas fisiológicas.[15] Fragilidade é uma síndrome clínica em que três ou mais dos seguintes critérios estão presentes: perda não intencional de peso (pelo menos 5 kg no último ano), exaustão, baixa força muscular aferida pelo "*hand grip*", baixa velocidade de marcha ou baixa atividade física.

Balducci e colaboradores também estabeleceram critérios para definição de fragilidade: idade maior que 85 anos, dependência para uma ou mais atividades básicas de vida diária, três ou mais comorbidades e a presença de uma ou mais síndromes geriátricas: *delirium*, demência, depressão, osteoporose, incontinência, queda, abuso e má evolução ponderal.[16]

Dentro desse contexto, emerge a oncogeriatria, que estuda o comportamento das neoplasias associado à fisiologia e características próprias do processo de envelhecimento saudável ou patológico, buscando identificar precocemente riscos e vulnerabilidades que possam interferir na segurança e eficácia do tratamento oncológico para que se estabeleçam as melhores estratégias terapêuticas individualizadas para cada idoso; considerando que os idosos compreendem uma população bastante heterogênea, com amplas variações em sua condição funcional, cognitiva e nutricional; em seu perfil de comorbidades, expectativa de vida, reserva funcional, suporte social e decisões pessoais.

A mensuração do *status* funcional pode ser realizada pela escala de Karnofsky ou pelo Eastern Cooperative Oncology Group – *Performance Score* (ECOG).[17,18]

Embora os idosos têm sido identificados como sendo vulneráveis aos efeitos colaterais do tratamento oncológico, poucos estudos têm, especificamente, incorporado métricas de mensuração de condições de saúde além do status funcional ECOG ou Karnofsky para identificar os indivíduos com maior risco. Soma-se a isso o fato de que os adultos idosos geralmente são sub-representados em estudos clínicos.[19]

A literatura oncológica refere poucos dados com relação à população oncogeriátrica. No entanto, os princípios da literatura geriátrica podem ser utilizados para auxiliar o oncologista na identificação desses pacientes, que são frágeis e com alto risco de declínio funcional, e com maiores chances de hospitalização, institucionalização e mortalidade.

Nesse contexto, a avaliação geriátrica ampla emerge como uma ferramenta que pode adicionar maior informação, somando-se ao *status* funcional na tomada de decisão do tratamento. Deve ser entendida como avaliação multidimensional não somente das comorbidades, mas também de outras condições: médica, nutricional, social, funcional e psicológica, que já foram validadas para identificar precocemente o incremento do risco do paciente para quimiotoxicidade,

complicações perioperatórias, incapacidades e mortalidade.[19,20]

A avaliação geriátrica ampla foi incorporada no Hospital Israelita Albert Einstein (HIAE) desde 2013, como ferramenta de triagem na seleção dos pacientes com tumores sólidos que irão iniciar tratamento oncológico e também no rastreamento dos melhores candidatos para o transplante de células hematopoiéticas, na tentativa de minimizar toxicidade, mortalidade e otimizar qualidade de vida. Essa avaliação, somada à utilização cada vez mais frequente de índices de comorbidades na avaliação da população geriátrica, tem permitido predizer melhores resultados.

≡ Composição corporal

Vários estudos relatam as alterações da composição corporal que ocorrem com o envelhecimento, incluindo o aumento do peso e gordura corporal e diminuição da massa muscular entre os idosos.[21] Dentre as causas associadas ao declínio da massa muscular está a diminuição significativa da função neuromuscular, do desempenho e da qualidade do músculo que ocorre até mesmo em idosos saudáveis.[2]

Dados internacionais evidenciam, em média, que 5 a 13% das pessoas idosas acima de 60 anos têm baixa massa muscular, com aumento dessa prevalência para até 50% em pessoas acima de 80 anos. O envelhecimento está associado à perda de massa muscular a partir dos 40 anos. Essa perda é estimada em cerca de 8% por década até 70 anos, depois essa perda pode aumentar para até 15% por década de vida.[22] Há alguns estudos de prevalência da perda de massa muscular para a população brasileira, mas com baixo nível de concordância entre as definições e métodos diagnósticos.[23,24] Ao final e diante de todas as evidências apresentadas, é clara a importância de se ter um olhar diferenciado para o idoso, justificando uma avaliação nutricional mais individualizada.

≡ Triagem e avaliação nutricional

A desnutrição é comum em pacientes idosos oncológicos, com uma prevalência variando de 30 a 85%, sendo um grande problema de saúde pública.[25] O alto risco nutricional associado ao câncer é multifatorial, incluindo os efeitos locais do tumor, a resposta do hospedeiro e os efeitos de terapias anticancerígenas.[25] Também pode acarretar muitas complicações, tais como atraso na cicatrização de feridas, aumento da morbidade pós-operatória e hospitalização prolongada.[26] Assim, triagem nutricional e avaliação precoce podem ser úteis para identificar o estado de desnutrição em pacientes idosos no momento do diagnóstico e também melhorar o reconhecimento de pacientes desnutridos em 50 a 80% dos casos e reduzir o tempo de internação.[27]

Certos tipos de câncer (p. ex., câncer gastrointestinal e pancreático) cursam com maior grau de desnutrição e tem um impacto negativo significativo no prognóstico e na sobrevivência desses idosos. A caquexia é mais prevalente em pacientes com câncer de estômago ou pancreático, em que pelo menos 80% dos pacientes apresentam ou desenvolvem caquexia.[28] Esses efeitos prejudiciais demonstram a importância da avaliação precoce do estado nutricional entre os pacientes com câncer.

Várias ferramentas de triagem foram projetadas para pacientes idosos oncológicos, incluindo o índice de massa corporal (IMC), perda de peso e Miniavaliação Nutricional (MAN).[29] Observou-se que um IMC inferior a 20 kg/m^2 apresenta alta sensibilidade no diagnóstico de desnutrição grave em pacientes idosos com câncer.[4] A perda de peso, outro indicador de desnutrição, está altamente associada a piores resultados, incluindo aumento da mortalidade, em todas as etapas e tipos de câncer.[5,30] A MAN é uma escala rápida, não invasiva, barata e bem válida, além de demorar apenas 5 minutos para sua realização.[6] É uma ferramenta de sete itens, que pode ser realizada facilmente por profissionais de saúde em hospitais e lares de idosos ou por médicos, em geral para a detecção precoce do risco nutricional. A MAN pode detectar um risco de desnutrição antes de ocorrer uma alteração grave no peso ou em relação às proteínas séricas.[31] Realizada durante a internação hospitalar, um índice baixo de MAN foi associado a um aumento na mortalidade, maior tempo de permanência hospitalar e menor probabilidade de alta.

Outro método muito eficaz de triagem e avaliação nutricional é a Avaliação Subjetiva Global Produzida pelo Paciente (ASG-PPP), que foi adaptada da ASG e validada para avaliação do estado nutricional em pacientes oncológicos.[32] Quando comparadas entre os indivíduos idosos, MAN e ASG-PPP são semelhantes em sensibilidade e especificidade. No atendimento ao paciente idoso não cirúrgico, a MAN tem vantagens por ser mais rápida e simples, tendo sido relatada a superioridade da MAN no diagnóstico de risco nutricional ou desnutrição,[33] bem como a validade da ASG-PPP para a população idosa e oncológica.[34] Pacientes em pré-operatório, a ASG-PPP é uma ferramenta mais abrangente para triagem e avaliação de pacientes idosos com câncer, que identifica, de uma maneira mais ampla, os sintomas, o impacto nutricional e ainda prevê os resultados pós-operatórios de modo mais preciso.[35]

No contexto ambulatorial, a perda de peso e a desnutrição são alterações muito observadas em pacientes com câncer colorretal. De acordo com a ASG, 36,4% dos pacientes são desnutridos, ou seja, um terço de todos os idosos com câncer no pré-operatório.[36] A desnutrição variou de 7,6 a 53%, dependendo do método de avaliação nutricional empregado, havendo baixa correlação entre eles e a ASG. A prevalência de desnutrição foi significativamente maior em pacientes do sexo feminino e naqueles pacientes com dois ou mais sintomas ou sinais de câncer colorretal.[36]

A avaliação nutricional pelas medidas antropométricas é de extrema importância, pois apresenta sinalizadores sensíveis de perda de tecido celular subcutâneo e da condição física, como a prega cutânea tricipital (PCT), prega cutânea subescapular (PCSE), circunferência braquial (CB), circunferência média do braço (CMB); porém, quando realizadas de maneira isolada, não refletem a condição nutricional real. O percentual de perda de peso combinado com outros parâmetros associou-se fortemente com ASG-PPP e sintomas nutricionais.

Outra medida antropométrica de grande importância é a circunferência da panturrilha (CP), que auxilia no diagnóstico de sarcopenia, devendo ser medida na maior proeminência da musculatura da panturrilha direita, de acordo com os seguintes pontos de corte: menor ou igual a 34 cm para homens e menor ou igual a 33 cm para as mulheres, e valores abaixo dos indicados demonstram pouca reserva muscular.[24]

☰ Distúrbios nutricionais no idoso oncológico

Embora os pacientes idosos com câncer geralmente tenham uma ingestão reduzida de alimentos em razão de efeitos sistêmicos da própria doença, efeitos locais do tumor, efeitos psicológicos ou efeitos adversos do tratamento, as alterações no metabolismo de nutrientes e no gasto energético de repouso (GER) também podem contribuir para o estado nutricional deteriorado.[37]

As mudanças de paladar e sabor são frequentemente relatadas em pacientes com câncer avançado e, muitas vezes, resultam de terapias anticancerígenas. Ambas as mudanças de sabor e a aversão alimentar estão associadas à caquexia do câncer.[38] As principais aversões são aos alimentos ricos em proteínas, em particular carnes vermelhas e cereais, mas também foram observadas aversões a café, chá, citrinos e chocolate, bem como mudanças no consumo de alimentos doces e salgados. A aversão a carnes, chás e chocolate foi associada a uma maior sensibilidade ao sabor amargo.

Fatores psicológicos, como medo, depressão e ansiedade não só afetam a qualidade de vida e *status* de desempenho, mas podem afetar negativamente o apetite e a ingestão de alimentos.[37] Os tratamentos analgésicos podem reduzir a ingestão de alimentos diminuindo o apetite com o potencial de causar erosões gastrointestinais e constipação.[39] Todavia, o controle efetivo de sintomas pode aumentar o apetite, por isso os pacientes idosos oncológicos devem ser avaliados individualmente.

As mudanças metabólicas associadas ao câncer geriátrico afetam o metabolismo de proteínas, gorduras e carboidratos. O hipermetabolismo é comum, e os perfis de aminoácidos plasmáticos anormais. Há aumento da gliconeogênese e as alterações na síntese de proteína do fígado e do músculo são motivo de preocupação em pacientes com câncer.[40] O jejum nos indivíduos saudáveis, os aminoácidos musculares e algumas proteínas viscerais são utilizadas como precursores da neoglicogênese para produção energética; porém, a massa magra fica preservada. Esse mecanismo adaptativo está ausente no câncer, ocasionando hipercatabolismo de proteínas musculares e atrofia muscular visíveis. As alterações metabólicas associadas a esse processo incluem um aumento na rotatividade proteica, redução na síntese muscular e aumento da síntese hepática.[41]

A produção hepática de glicose (gliconeogênese) também está aumentada em pacientes idosos com câncer. No entanto, em razão da resistência periférica à insulina e consequente intolerância a utilização da glicose como fonte energética, há o aumento da mobilização de gordura periférica e a oxidação excessiva de ácidos graxos. Os distúrbios no metabolismo lipídico podem acarretar esgotamento das reservas de gordura e, portanto, resultar em perda de peso.[37]

As respostas nutricionais no idoso desnutrido em quimioterapia estão diminuídas, assim como a toxicidade induzida pela quimioterapia e as complicações nutricionais são mais frequentes e graves, e o tempo de sobrevida acaba sendo reduzido. Portanto, o suporte nutricional, abordando as necessidades específicas desse grupo de pacientes, é necessário para ajudar a melhorar o prognóstico e a reduzir as consequências do declínio nutricional associado ao câncer.

Os principais efeitos adversos da quimioterapia que afetam negativamente o estado nutricional incluem anorexia, percepções alteradas de gosto e cheiro, aversões alimentares, náuseas e vômitos, mucosite, xerostomia, constipação, diarreia e saciedade precoce.[38] A quimioterapia também pode causar cólicas abdominais e plenitude epigástrica, íleo paralítico e até mesmo consequências de má absorção de nutrientes.

Os efeitos da radioterapia no estado nutricional do paciente dependem da extensão da área do corpo irradiada, bem como do tipo, quantidade e duração dessa terapia. A mucosa gastrointestinal é altamente vulnerável à radioterapia, com efeitos adversos eméticos comuns e com grande impacto na ingestão de alimentos. A terapia de radiação também tem um efeito tóxico direto sobre os papilas gustativas da língua e suas fibras nervosas, bem como sobre as microvilosidades da mucosa gastrointestinal; pode prejudicar as funções das células secretoras, resultando em uma redução da produção e uma alteração na viscosidade da saliva.[42]

≡ Terapia nutricional no idoso oncológico

A desnutrição é uma das possíveis complicações nos pacientes idosos com câncer e pode comprometer o seu tratamento. Os objetivos da terapia nutricional no idoso oncológico são prevenir ou reverter o declínio do estado nutricional; evitar a progressão para um quadro de caquexia; prevenir a perda de massa magra e evitar progressão para um quadro de sarcopenia; auxiliar no manejo dos sintomas relacionados com o tratamento quimioterápico e/ou radioterápico; melhorar o balanço nitrogenado; melhorar a resposta imune; reduzir o tempo de internação hospitalar, diminuindo assim as complicações; e garantir uma melhor qualidade de vida ao idoso com câncer.[43]

O câncer influencia o gasto energético de maneira heterogênea e pode ter componentes tanto de hipo como de hipermetabolismo, dependendo do tipo do tumor, do estadiamento do câncer e das maneiras de tratamento. Um dos determinantes da perda de peso e da caquexia do câncer é o aumento do gasto energético. Foram estudados 200 pacientes oncológicos e encontrou-se 33% deles hipometabólicos, 41% com metabolismo normal e 26% hipermetabólicos.[44]

Embora a calorimetria indireta seja considerada o método padrão de referência para a determinação do gasto energético no doente oncológico, a utilização de equações para estimativa das necessidades nutricionais tem sido proposta em função do alto custo do método. Portanto, para manutenção do peso corporal, utiliza-se de 25 a 30 kcal/kg de peso atual/dia; para recuperação nutricional e ganho de peso utiliza-se de 30 a 35 kcal/kg de peso atual/dia e em casos de caquexia ou desnutrição grave até mais de 35 kcal/kg de peso atual/dia. As necessidades calóricas nos idosos oncológicos em terapia intensiva são 25 a 30 kcal/kg de peso atual/dia e nos obesos de 21 a 25 kcal/kg de peso atual/dia.

As necessidades proteicas estão aumentadas em idosos em razão da resistência anabólica, como também para compensar a resposta inflamatória e as condições catabólicas associadas a doenças agudas e crônicas decorrentes do câncer. As referências de consumo de proteínas para idosos com câncer são 1,2 g/kg de peso atual/dia sem estresse metabólico ou de 1,2 a 1,5 g/kg de peso atual/dia com estresse. O limiar anabólico por refeição da ingestão dietética de proteína/aminoácido é maior em idosos (ou seja, 25 a 30 g de proteína por refeição, contendo aproximadamente 2,5 a 2,8 g de leucina) em comparação com adultos jovens.[45] Novas evidências mostram que uma maior ingestão diária de proteínas é benéfica para manter a saúde, promover recuperação e manter a funcionalidade em idosos, devendo também ser considerados os objetivos terapêuticos relacionados com a doença, o tratamento e as condições nutricionais atuais.[46]

Em razão do grande potencial de evolução com desidratação, o balanço hídrico no paciente idoso oncológico é extremamente importante. Além da baixa ingestão de líquidos, esses pacientes aumentam as perdas de fluidos decorrentes das toxicidades relacionadas com o tratamento quimioterápico, como náuseas, vômitos e diarreia. A desidratação favorece o surgimento do estado confusional agudo, como também de infecções urinárias. As necessidades hídricas de 30 a 40 mL/kg de peso atual/dia são adequadas para esses paciente com estado de hidratação normal, assumindo-se função renal e cardíaca normais.[47]

Por meio de uma adequada triagem e avaliação nutricional, é possível escolher a terapia nutricional correta, seja ela oral, enteral ou parenteral. Os limiares de intervenção que devem ser considerados para o suporte nutricional em idosos são: pontuação da MAN menor ou igual a 17; perda de peso maior ou igual a 5% nos últimos três meses; perda de peso maior ou igual a 10% nos últimos seis meses; IMC menor do que 21 kg/m².[48]

Portanto, a terapia nutricional está indicada nos idosos com risco nutricional elevado, ou que serão submetidos a grandes ci-

rurgias por câncer do trato gastrointestinal, pacientes recebendo tratamento oncológico ativo (quimio, imuno e radioterapia), ou com inadequada ingestão oral. Dentre eles, inclui-se aqueles com ingestão alimentar < 70% do gasto energético estimado por um período maior que 10 dias e aqueles que não poderão alimentar-se por um período maior do que sete dias. A terapia nutricional também pode estar indicada em pacientes sem qualquer terapia adjuvante que estejam ingerindo < 70% das necessidades nutricionais e nos quais a deterioração do estado nutricional esteja associada à piora da qualidade de vida.

A terapia nutricional oral tem resposta lenta e pode ser difícil nesse grupo de pacientes; porém, a alimentação oral assistida e o uso de suplementos nutricionais hipercalóricos e hiperproteicos, juntamente com reabilitação física e psicológica, parece ser benéfica para a maioria dos doentes idosos, devendo ser considerada antes do recurso a terapia nutricional enteral. O uso de suplementos nutricionais orais pode contribuir para impedir a perda de peso durante a fase aguda da doença, no momento da hospitalização, combinado ao uso de alimentos de alta densidade calórico-proteica, quando a ingestão normal é insuficiente.[49]

Alguns pacientes idosos com câncer, a terapia nutricional enteral por sondas enterais ou por gastrostomia (de preferência percutânea) pode ser uma maneira eficiente de auxiliar nutricionalmente pacientes com anorexia grave ou disfagia causada por tumor de cabeça e pescoço ou com mucosite orofaríngea e esofágica. Não há diferença definida, em relação ao benefício clínico, entre a alimentação nasoentérica e a gastrostomia. Ambos os procedimentos obtêm bons resultados ao permitir a conclusão adequada da terapia oncológica.[50]

Os idosos oncológicos, com alto risco nutricional, beneficiam-se do suporte nutricional de 10 a 14 dias antes de uma grande cirurgia, mesmo que o procedimento venha a ser adiado, exercendo um papel crucial no preparo intestinal, com melhora do estado nutricional, da função imunológica, do alívio da resposta inflamatória e da recuperação global no pós-operatório.[51] A via oral e/ou enteral deve ser preferida sempre que possível. Deve-se priorizar substratos de modulação imunológica (arginina, ácidos graxos, ômega-3, nucleotídeos) por 5 a 7 dias em todos os pacientes que serão submetidos a cirurgias abdominais de grande porte, cirurgias de câncer de cabeça e pescoço; independentemente de seu estado nutricional, a terapia nutricional no perioperatório tem por objetivos minimizar o balanço nitrogenado negativo, promover a manutenção das funções muscular, imunológica e cognitiva e melhorar a recuperação no pós-operatório.[51]

A indicação de terapia nutricional parenteral está reservada para aqueles pacientes em que a nutrição enteral e/ou oral está contraindicada, como nos casos de toxicidade gastrointestinal ou outras complicações que impedem a ingestão adequada de alimentos por 7 a 14 dias. A nutrição parenteral também poderá ser indicada juntamente com a nutrição enteral, principalmente quando esta não for capaz de suprir completamente as necessidades nutricionais do paciente, sendo prescrita de modo suplementar.[52]

≡ Conclusão

O rastreio de desnutrição deve ser parte integrante dos cuidados em pacientes idosos com câncer. A identificação prévia e o suporte nutricional apropriado podem ajudar a reverter ou a interromper a trajetória da desnutrição e os maus resultados associados ao estado nutricional em pacientes idosos com câncer, uma vez que a desnutrição tem impacto negativo sobre a evolução da doença e a continuidade terapêutica. Sabe-se que a identificação e o manejo precoce de pro-

blemas nutricionais podem melhorar o prognóstico dos pacientes oncológicos, reduzindo deficiências nutricionais e melhorando a tolerância ao tratamento. Além disso, um bom estado nutricional pode reduzir o risco de complicações e a necessidade de hospitalização durante a quimioterapia ou radioterapia, o que pode oferecer melhor qualidade de vida a esses pacientes.

Nesse contexto, a avaliação geriátrica ampla levando em consideração as morbidades, *performance status*, estado nutricional e caracterizando a idade biológica dos pacientes, tem permitido maior acurácia na seleção dos pacientes idosos para o tratamento oncológico, mostrando que a idade, isoladamente, não é um fator limitante para indicação de tratamento.

≡ Referências

1. National Center for Chronic Disease. Prevention and Health Promotion. [cited 2019 May 22]. Available from: https://www.cdc.gov/aging/pdf/State-Aging-Health-in-America-2013.pdf.
2. Doherty TJ. Aging and sarcopenia. J Appl Physiol. 2007;95(4):1717-27.
3. Smith BD, Smith GL, Hurria A, Hortobagyi GN, Buchholz TA. Future of cancer incidence in the United States: burdens upon an aging, changing nation. J Clin Oncol. 2009;27(17):2758-65.
4. Instituto Brasileiro de Geografia e Estatística (IBGE). Mudança demográfica no Brasil no início do século XXI. Rio de Janeiro: IBGE; 2015.
5. Instituto de Pesquisa Econômica Aplicada (Ipea) [Internet]. [cited 2018 Mar 3]. Available from: http://ipea.gov.br/portal/.
6. Instituto de Pesquisa Econômica Aplicada (IPEA). [cited 2019 May 22]. Available from: http://www.ipea.gov.br/portal/.
7. Ferlay J, Soerjomataram I, Dikshit R, Eser S, Mathers C, Rebelo M et al. Cancer incidence and mortality worldwide: Sources, methods and major patterns in GLOBOCAN 2012. Int J Cancer. 2015;136(5):E359-86.
8. Brasil. Ministério da Saúde. Estimativa INCA 2016. [cited 2019 May 22]. Available from: www.inca.gov.br/campanhas/dia-nacional-de-combate-ao-cancer/2015/estimativa-2016-incidencia-de-cancer-no-brasil.
9. Prefeitura do Município de São Paulo – Secretaria Municipal de Saúde. Atlas da Saúde da Cidade de

São Paulo 2011. [cited 2019 May 22]. Available from: www.prefeitura.sp.gov.br/cidade/secretarias/upload/saude/arquivos/publicacoes/atlas_da_saude_da_cidade_de_sao_paulo_2011.pdf.

10. Bhutto A, Morley JE. The clinical significance of gastrointestinal changes with aging. Curr Opin Clin Nutr Metab Care. 2008;11(5):651-60.

11. Chan GK, Duque G. Age-related bone loss: old bone, new facts. Gerontology. 2002;48(2):62-71.

12. Baumgartner RN, Waters DL, Gallagher D, Morley JE, Garry PJ. Predictors of skeletal muscle mass in elderly men and women. Mech Ageing Dev. 1999 Mar;107(2):123-36.

13. Reisinger KW, van Vugt JL, Tegels JJW, Snijders C, Hulsewé KWE, Hoofwijk AGM et al. Functional compromise reflected by sarcopenia, frailty, and nutritional depletion predicts adverse postoperative outcome after colorectal cancer surgery. Ann Surg. 2014;0(2):1-8.

14. Moreira V, Lourenco R. Prevalence and factors associated with frailty in an older population from the city of Rio de Janeiro, Brazil: the FIBRA-RJ Study. Clinics. 2013;68(7):979-85.

15. Drey M, Pfeifer K, Sieber CC, Bauer JM. The Fried frailty criteria as inclusion criteria for a randomized controlled trial: Personal experience and literature review. Gerontology. 2010;57:11-8.

16. Balducci L, Beghe C. The application of the principles of geriatrics to the management of the older person with cancer. Crit Rev Oncol Hematol. 2000;35:147-54.

17. Oken MM, Creech RH, Tormey DC, Horton J, Davis TE, McFadden ET et al. Toxicity and response criteria of the Eastern Cooperative Oncology Group. Am J Clin Oncol. 1982;5(6):649-55.

18. Schag CC, Heinrich RL, Ganz PA. Karnofsky performance status revisited: reliability, validity, and guidelines. J Clin Oncol. 1984;2(3):187-93.

19. Balducci L. New paradigms for treating elderly patients with cancer: the comprehensive geriatric assessment and guidelines for supportive care. J Support Oncol. 2003;1(4 Suppl 2):30-7.

20. Wieland D, Hirth V. Comprehensive geriatric assessment. Cancer Control. 2003;10(6):454-62.

21. Prado CMM, Siervo M, Mire E, Heymsfield SB, Stephan BCM, Broyles S et al. A population-based approach to define body-composition. Am J Clin Nutr. 2014;99:1369-77.

22. von Haehling S, Morley JE, Anker SD. An overview of sarcopenia: Facts and numbers on prevalence and clinical impact. J Cachexia Sarcopenia Muscle. 2010;1(2):129-33.

23. Figueiredo CP, Domiciano DS, Lopes JB, Caparbo VF, Scazufca M, Bonfá E et al. Prevalence of sarcopenia and associated risk factors by two diagnostic criteria in community-dwelling older men: the São Paulo Ageing & Health Study (SPAH). Osteoporos Int. 2014;25(2):589-96.

24. Barbosa-Silva TG, Bielemann RM, Gonzalez MC, Menezes AMB. Prevalence of sarcopenia among community-dwelling elderly of a medium-sized South American city: results of the COMO VAI? study. J Cachexia Sarcopenia Muscle. 2016;7(2):136-43.

25. Isenring E, Elia M. Which screening method is appropriate for older cancer patients at risk for malnutrition? Nutrition. 2015;S0899-9007.

26. Kyle UG, Kossovsky MP, Karsegard VL, Pichard C. Comparison of tools for nutritional assessment and screening at hospital admission: a population study. Clin Nutr. 2006;25(3):409-17.

27. Kruizenga HM, Seidell JC, de Vet HCW, Wierdsma NJ, van Bokhorst-de van der Schueren MAE. Development and validation of a hospital screening tool for malnutrition: The short nutritional assessment questionnaire (SNAQ©). Clin Nutr. 2005;24(1):75-82.

28. Tisdale MJ. The "cancer cachectic factor". Support Care Cancer. 2003;11(2):73-8.

29. Campillo B, Paillaud E, Uzan I, Merlier I, Abdellaoui M, Perennec J et al. Value of body mass index in the detection of severe malnutrition: influence of the pathology and changes in anthropometric parameters. Clin Nutr. 2004;23(4):551-9.

30. Viganò A, Bruera E, Jhangri GS, Newman SC, Fields AL, Suarez-Almazor M. Clinical survival predictors in patients with advanced cancer. Arch Intern Med. 2000;160(6):861.

31. Guigoz Y. The Mini Nutritional Assessment (MNA (R)) review of the literature – what does it tell us? J Nutr Heal Aging. 2006;10:466-87.

32. Gonzalez MC, Borges LR, Silveira DH, Assunção MCF, Orlandi SP. Validação da versão em português da avaliação subjetiva global produzida pelo paciente Validation of a Portuguese version of patient-generated subjective global assessment. Rev Bras Nutr Clin. 2010;25(2):102-8.

33. Gioulbasanis I, Baracos VE, Giannousi Z, Xyrafas A, Martin L, Georgoulias V et al. Baseline nutritional evaluation in metastatic lung cancer patients: Mini Nutritional Assessment versus weight loss history. Ann Oncol. 2011;22(4):835-41.

34. Prince R, Hospital A, Wales NS. Understanding nutritional issues in the older person with cancer. Geriatr Oncol. 2013;37(3):234-7.

35. Dubhashi SP, Kayal A. Preoperative nutritional assessment in elderly cancer patients undergoing elective surgery: MNA or PG-SGA? Indian J Surg. 2015;77:232-5.

36. Barbosa LRLS, Lacerda-Filho A, Barbosa LCLS. Immediate preoperative nutritional status of pa-

tients with colorectal cancer: a warning. Arq Gastroenterol. 2014;51(4):331-6.

37. Van Cutsem E, Arends J. The causes and consequences of cancer-associated malnutrition. Eur J Oncol Nurs. 2005;9(Suppl. 2).

38. Ravasco P. Aspects of taste and compliance in patients with cancer. Eur J Oncol Nurs. 2005;9(Suppl. 2):84-91.

39. Beer TM, Eilers KM, Garzotto M, Hsieh YC, Mori M. Quality of life and pain relief during treatment with calcitriol and docetaxel in symptomatic metastatic androgen-independent prostate carcinoma. Cancer. 2004;100(4):758-63.

40. Bozzetti F. Evidence-based nutritional support of the elderly cancer patient. Nutrition. 2015;31(4):585-6.

41. Johns N, Stephens NA, Fearon KCH. Muscle wasting in cancer. Int J Biochem Cell Biol. 2013;45(10):2215-29.

42. Chambers MS, Garden AS, Kies MS, Martin JW. Radiation-induced xerostomia in patients with head and neck cancer: pathogenesis, impact on quality of life, and management. Head Neck. 2004;26(9):796-807.

43. Nivaldo Barroso de Pinho (organizador). Consenso Nacional de Nutrição Oncológica. Inst Nac Câncer José Alencar Gomes da Silva/Ministério da Saúde Estado. 2016;II:1-114.

44. Diretrizes P. Terapia nutricional em oncologia. Assoc Medica Bras. 2011;1-9.

45. Bouillanne O, Curis E, Hamon-Vilcot B, Nicolis I, Chrétien P, Schauer N et al. Impact of protein pulse feeding on lean mass in malnourished and at-risk hospitalized elderly patients: A randomized controlled trial. Clin Nutr. 2013;32(2):186-92.

46. Bauer J, Biolo G, Cederholm T, Cesari M, Cruz-Jentoft AJ, Morley JE et al. Evidence-based recommendations for optimal dietary protein intake in older people: a position paper from the prot-age study group. J Am Med Dir Assoc. 2013;14(8):542-59.

47. Arends J, Bodoky G, Bozzetti F, Fearon K, Muscaritoli M, Selga G et al. ESPEN Guidelines on Enteral Nutrition: non-surgical oncology. Clin Nutr. 2006;25:245-59.

48. Brugel L, Laurent M, Caillet P, Radenne A, Durand-Zaleski I, Martin M et al. Impact of comprehensive geriatric assessment on survival, function, and nutritional status in elderly patients with head and neck cancer: protocol for a multicentre randomised controlled trial (EGeSOR). BMC Cancer. 2014;14:427.

49. Koretz RL, Avenell A, Lipman TO, Braunschweig CL, Milne AC. Does enteral nutrition affect clinical outcome? A systematic review of the randomized trials. Am J Gastroenterol. 2007;102(2):412-29.

50. Bozzetti F. Tube feeding in the elderly cancer patient. Nutrition. 2015;31(4):608-9.

51. Bond-Smith G, Belgaumkar AP, Davidson BR, Gurusamy KS. Enhanced recovery protocols for major upper gastrointestinal, liver and pancreatic surgery. Cochrane Database Syst Rev. 2016;2016(2).

52. Arends J, Bachmann P, Baracos V, Barthelemy N, Bertz H, Bozzetti F et al. ESPEN Guidelines on nutrition in cancer patients. Clin Nutr. 2017;36:11-48.

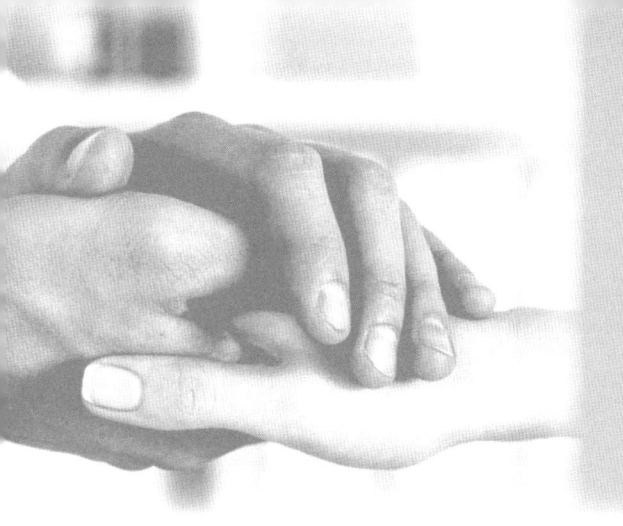

Capítulo 8

Thiago José Martins Gonçalves
Sandra Elisa Adami Batista Gonçalves

Avaliação e tratamento da sarcopenia no câncer

≡ Introdução

A deterioração do estado nutricional é, em alguns casos, esperada dentro da patogênese do câncer e durante seu tratamento, já que o grau de desnutrição é influenciada pelo tipo de tumor, estágio e modalidade de terapia.[1] No entanto, a etiologia da perda de peso induzida pelo câncer é multifatorial e complexa. A depreciação do estado nutricional pode ocorrer em qualquer fase da linha do tempo do diagnóstico, tratamento ou suporte oncológico. Essas mudanças podem ocorrer como resultado de mudanças metabólicas, fatores mecânicos, efeitos colaterais do tratamento ou problemas psicossociais.

A caquexia do câncer continua sendo uma síndrome devastadora que afeta 50 a 80% dos pacientes oncológicos e é responsável pela mortalidade de pelo menos 20%.[1] A etiologia é multifatorial e complexa, em geral conduzida por citocinas pró-inflamatórias e fatores específicos derivados do tumor, que iniciam uma ativação de proteínas de fase aguda e conduzem à perda de músculo esquelético mesmo na presença de ingestão nutricional adequada e de liberação insulínica.

Já a sarcopenia está presente em 20 a 70% dos pacientes oncológicos, dependendo do critério diagnóstico e tipo de tumor.[2] Há evidências crescentes de que a sarcopenia aumenta o risco de toxicidade para muitos medicamentos quimioterápicos. No entanto, a identificação de pacientes com perda muscular tornou-se cada vez mais difícil, pois 40 a 60% dos pacientes com câncer estão em sobrepeso ou obesidade, mesmo no cenário de uma doença metastática.[3]

≡ Definição de sarcopenia

Uma perda progressiva de massa muscular começa a ocorrer a partir de 40 anos de idade. Essa perda foi estimada em cerca de 8% por década até a idade de 70 anos; depois disso, a perda pode aumentar para 15% por década. Uma perda de 10 a 15% da força na musculatura nos membros inferiores por década é observada até os 70 anos de idade; depois nota-se uma perda muito mais rápida, variando de 25 a 40% por década.[4]

A sarcopenia é definida como uma síndrome caracterizada por perda progressiva e generalizada de massa e força do músculo esquelético com risco de resultados adversos, como deficiência física, má qualidade de vida e morte.[5] Concomitantemente à perda de massa muscular, observa-se a infiltração gordurosa das fibras, com consequente redução na qualidade muscular, que se traduz em perda da força e *performance* física. Esse processo é denominado mioesteatose ou marmorização muscular.[5]

O European Working Group on Sarcopenia in Older People (EWGSOP2) desenvolveu uma definição prática e critérios diagnósticos de consenso para a sarcopenia relacionada com a idade.[6] Recomenda iniciar pela ferramenta de triagem SARC-F, que caso positivo, segue a investigação com avaliação da força (sugerido avaliação da força de preensão palmar) e da massa muscular (por meio de DXA, bioimpedância, tomografia). Assim, o diagnóstico de sarcopenia requer necessariamente a presença de redução da força e da massa muscular. Após confirmação diagnóstica, são realizadas as provas de funcionalidade ou *performance* física (velocidade da marcha, *time up and go*, *short physical performance battery*), que, quando confirmados, conferem gravidade à sarcopenia (Figura 8.1).[6]

Também aplica diversas características para definir ainda mais os estágios conceituais como "pré-sarcopenia", "sarcopenia" e "sarcopenia grave". O EWGSOP analisou diversas ferramentas que podem ser usadas para medir as variáveis específicas da massa muscular, força muscular e desempenho físico. Reconhecer os estágios da sarcopenia pode ajudar a selecionar tratamentos e estabelecer metas de recuperação adequadas (Tabela 8.1).

Figura 8.1
Algoritmo para a investigação de casos suspeitos de sarcopenia.

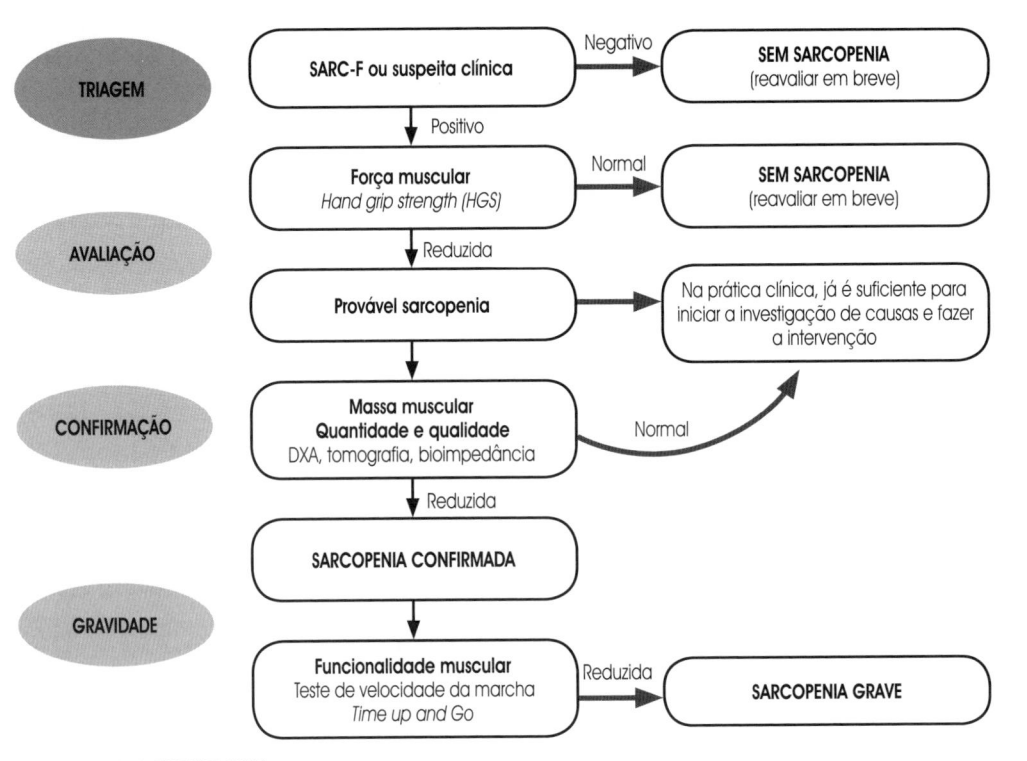

Fonte: Adaptada de EWGSOP2, 2019.[6]

Tabela 8.1
Estágios de classificação da sarcopenia, segundo EWGSOP.

Estágio	Massa muscular	Força muscular	*Performance física*
Pré-sarcopenia	↓	Normal	Normal
Sarcopenia	↓	Normal ou ↓	Normal ou ↓
Sarcopenia grave	↓	↓	↓

Fonte: Adaptada de EWGSOP2, 2019.[6]

Assim, definir a sarcopenia apenas em termos de massa muscular é muito restrito e pode ser de valor clínico limitado. Alguns autores argumentaram que o termo dinapenia é mais adequado para descrever a perda associada à força e à função muscular.[7] No entanto, a sarcopenia já é um termo amplamente reconhecido; portanto, substituí-lo pode ocasionar uma maior confusão.

≡ Fisiopatologia da sarcopenia no câncer

Alguns processos fisiopatológicos têm sido propostos para explicar o desenvolvimento da sarcopenia, que incluem: processos neurodegenerativos, redução da produção e sensibilidade a hormônios anabólicos, distúrbios na liberação de citocinas inflamatórias e redução da ingestão alimentar (Figura 8.2).

Vários fatores podem levar diretamente à redução da ingestão alimentar e, portanto, a um suporte nutricional deficiente em pacientes idosos oncológicos: disfagias, náuseas, xerostomia e alterações de sabor e odor dos alimentos.[8] Outros fatores que influenciam indiretamente a ingestão energética são dor, fadiga e problemas psicológicos.

Os mecanismos relacionados com o tumor incluem obstrução do trato gastrointestinal, causando disfagia ou odinofagia, muito comum no câncer de esôfago e de cabeça e pescoço. A perda de peso pode ser atribuída às anormalidades fisiológicas associadas ao tu-

Figura 8.2
Fisiopatologia da sarcopenia.

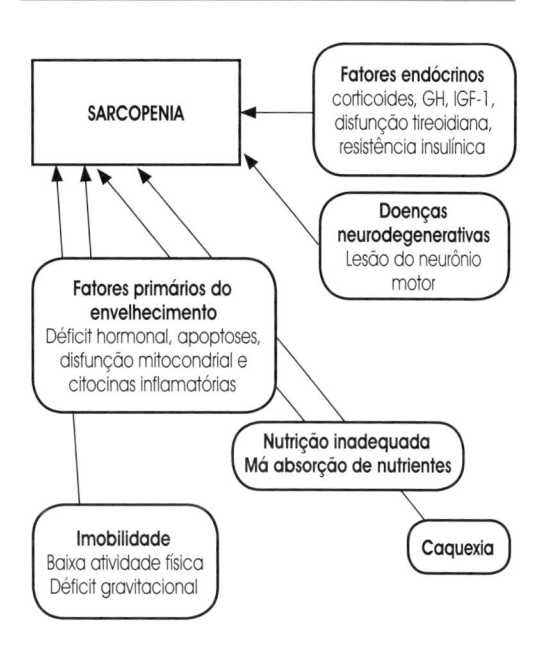

Fonte: Adaptada de EWGSOP2, 2019.[6]

mor, tais como má absorção, vômitos, diarreia, anorexia ou os efeitos colaterais do tratamento anticancerígeno, incluindo quimioterapia, radioterapia e cirurgia.[9] Os sintomas orais e gastrointestinais têm efeitos precoces sobre as mudanças de peso, em relação ao estado nutricional e às modalidades de tratamento. Os pacientes com perda de peso também demonstraram maior prevalência de depressão, plenitude abdominal, alterações do sabor, vômitos, boca seca, disfagia e perda de apetite.[8]

Uma variedade de alterações metabólicas e endócrinas, adicionadas da atividade das vias catabólicas também resultam em perda de peso, que geralmente é maior do que o esperado em relação à redução da ingestão oral. As citocinas pró-inflamatórias (secretadas por células imunes ou dos tumores) desempenham um papel central na mediação das vias metabólicas, fisiológicas e comportamentais da perda de peso induzida pelo câncer, pois são sinais fundamentais para lipólise e proteólise, o que resulta em um grande fluxo de aminoácidos para a circulação. Portanto, ocorre um desvio de nitrogênio (principalmente na forma de alanina) do músculo esquelético para o fígado, onde esse aminoácido é usado para sustentar a gliconeogênese e também a síntese de proteínas de fase aguda. A glutamina também é exportada do músculo e utilizada principalmente no tumor como doadora de nitrogênio para a síntese de proteínas e DNA.

O músculo esquelético é constituído por dois tipos de fibras, tipo I e tipo II, à exceção dos músculos posturais, que apresentam apenas as fibras tipo I. As fibras rápidas de tipo II têm um potencial glicolítico mais elevado, menor capacidade oxidativa e uma resposta mais rápida em comparação com as fibras lentas de tipo I. As fibras de tipo I são conhecidas como fibras resistentes à fadiga em razão de suas características, que incluem maior densidade de mitocôndrias, capilares e conteúdo de mioglobina. Durante a atividade lenta e de baixa intensidade, a maior força gerada vem das fibras do tipo I, enquanto a força do exercício de alta intensidade vem das fibras de tipo I e II. Com a idade e em pacientes com câncer, a atrofia quase sempre afeta apenas as fibras de tipo II.[10]

O tecido adiposo também é consumido pela ativação de lipases, que participam da degradação lipolítica de triacilgliceróis e produzem ácidos graxos não essenciais e glicerol. O glicerol também pode ser usado para manter a gliconeogênese do fígado, enquanto os ácidos graxos não essenciais são usados pela massa tumoral, embora em níveis muito baixos. Todavia, as células tumorais utilizam enormes quantidades de glicose e, assim, geram o lactato, que é, então, exportado para a circulação. O fígado também utiliza o lactato como substrato, em parte para compensar a acidose associada à produção excessiva de lactato. A reciclagem do lactato constitui o "ciclo de Cori" entre o fígado e o tumor (Figura 8.3), que está ligado a uma ineficiência energética alta, uma vez que a conversão de glicose em lactato pelo tumor gera muito menos ATP do que a quantidade necessária para produzir glicose a partir de lactato.[11]

As citocinas têm efeitos primordiais em alterar o metabolismo dos macronutrientes, reduzir o apetite e iniciar uma resposta inflamatória via proteínas de fase aguda. Essa resposta inflamatória é extremamente catabólica e a necessidade de aminoácidos essenciais para o metabolismo induz a perda muscular acentuada.[1] A via mais envolvida no catabolismo muscular é a degradação da proteína mediada pela ativação da via de proteassoma dependente da ubiquitina.[11]

≡ Triagem e diagnóstico de sarcopenia

A identificação de pacientes idosos com sarcopenia, tanto para o diagnóstico clínico como para triagem, parece ser uma tarefa primordial. O EWGSOP desenvolveu uma forma de triagem com base em um algoritmo, sugerido como a maneira mais fácil e confiável de iniciar a detecção de casos suspeitos de sarcopenia (ver Figura 8.1).

A medida da força isométrica de preensão palmar está relacionada com a força muscular das extremidades inferiores e do músculo transversal da panturrilha. A redução da força de preensão palmar é um marcador clínico de baixa mobilidade e um melhor preditor de resultados clínicos do que somente a redução da massa muscular.[12] Pode ser aferida por meio de um dinamômetro portátil com valores estipulados por populações de referência, sendo indicativos redução de força muscular quando os valores estão abaixo de 27 kgf para homens e 16 kgf para mulheres, independentemente do IMC.[6]

Figura 8.3
Demonstrativo da adaptação metabólica tumoral.

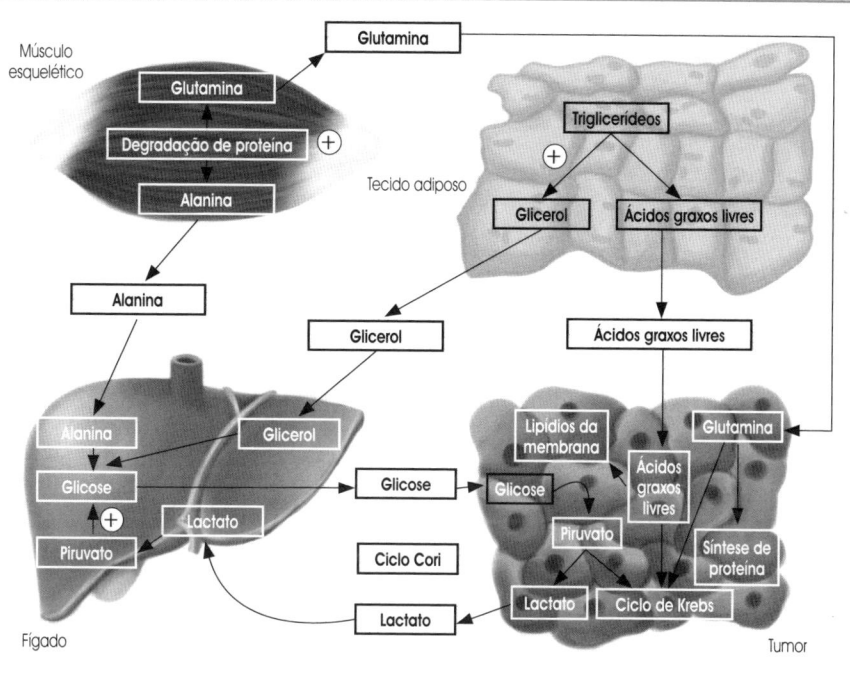

Fonte: Adaptada de Argiles et al., 2014.[11]

O SARC-F é um questionário de cinco itens que foi comparado com as definições de consenso dos Estados Unidos, Europa e Ásia, em termos de poder preditivo para a limitação física e medidas de desempenho físico. O SARC-F tem uma especificidade excelente, mas uma sensibilidade baixa para a classificação da sarcopenia.[13] Também mostrou ter boa consistência e validade na previsão de mortalidade, por isso o uso dessa ferramenta poderia ser o primeiro passo na triagem comunitária ou na prática de cuidados primários, conforme Figura 8.1.[14] É composto de cinco elementos principais: força, assistência às caminhadas, levantar-se de uma cadeira, subir escadas e número de quedas. Os escores variam de 0 a 10, e uma pontuação igual ou superior a 4 é preditiva de sarcopenia (Tabela 8.2).[15]

Tabela 8.2
SARC-F: questionário para avaliação do risco de sarcopenia.

Componentes	Questões	Pontuação
Força	Qual sua dificuldade em levantar ou carregar 4,5 kg?	Nenhuma = 0 Alguma = 1 Muita ou não é possível = 2
Caminhar com ajuda	Qual sua dificuldade em caminhar por uma sala?	Nenhuma = 0 Alguma = 1 Muita, com ajuda ou não é possível = 2
Levantar da cadeira	Qual sua dificuldade em levantar da cadeira ou da cama?	Nenhuma = 0 Alguma = 1 Muita ou não é possível = 2
Subir escadas	Qual sua dificuldade em subir 10 degraus de uma escada?	Nenhuma = 0 Alguma = 1 Muita ou não é possível = 2
Quedas	Quantas quedas no último ano?	Nenhuma = 0 1 a 3 quedas = 1 4 ou mais quedas = 2

Fonte: Adaptada de Malstrom et al., 2013.[15]

Para análise de composição corporal, diversas técnicas podem ser usadas para avaliar a massa muscular, sendo o custo, a disponibilidade e a facilidade da técnica que determinam as mais adequadas à prática clínica ou mais úteis para a pesquisa clínica.[6] As técnicas de imagem mais utilizadas para estimar a massa muscular são tomografia computadorizada (TC), ressonância magnética (RNM) e absorciometria de raios X de energia dupla (DXA). A tomografia computadorizada e ressonância magnética são considerados sistemas de imagem muito precisos que podem separar a gordura dos outros tecidos moles do corpo; porém, o alto custo, o acesso restrito limitam o uso desses métodos de imagem na prática clínica de rotina. A DXA é um método alternativo importante tanto para pesquisa quanto para uso clínico para distinguir o tecido gorduroso, mineral ósseo e massa magra. Baumgartner e colaboradores associaram a massa muscular dos quatro membros por meio da DXA como massa muscular esquelética apendicular (MEA), e definiu um índice de massa muscular esquelética [IMEA = MEA/estatura^2 (kg/m^2)].[16] A Tabela 8.3 demonstra os pontos de corte para sarcopenia e teste de funcionalidade sugeridos pelo EWGSOP2 (2019).[6]

Tabela 8.3
Pontos de corte para sarcopenia, segundo EWGSPO2.

Teste	Homens	Mulheres
Pontos de corte para testes de força		
Força muscular	< 27 kgf	< 16 kgf
Levantar-se da cadeira	> 15 s para cinco levantamentos	
Pontos de corte para medida da massa muscular		
MEA	< 20 kg	< 15 kg
MEA/estatura^2	< 7,0 kg/m^2	< 5,5 kg/m^2
Pontos de corte para avaliação de *performance*		
Velocidade de marcha	≤ 0,8 m/s	
SPPB	≤ 8 pontos	
TUG	≥ 20 s	
Andar 400 m	Não concluído ou ≥ 6 min para concluir	

Legenda: MEA: massa esquelética apendicular; SPPB: *short physical performance battery*; TUG = *time up and go*.

Fonte: Adaptada de EWGSOP2, 2019.[6]

A análise por impedânciometria bioelétrica (BIA) combina a taxa de gordura e o volume de massa corporal magra. O exame em si é barato, fácil de realizar, prontamente reproduzível e apropriado para pacientes ambulatoriais. As técnicas de medição da BIA, usadas em condições padrão e as equações preditivas já foram validadas para adultos e idosos multiétnicos.[17]

≡ Impacto da sarcopenia no doente oncológico

A desnutrição, a perda de peso e a perda de massa muscular são comuns em pacientes com câncer persistente (esôfago, estômago, pâncreas, fígado e via biliar) e estão associados a desfechos clínicos adversos.[18] Um alto índice de redução da área de secção transversal do músculo esquelético pela TC é prognóstico de sobrevida reduzida em pacientes tratados com quimioterapia paliativa.[19]

Diversos autores forneceram dados consistentes que mostram maior toxicidade das mais variadas terapias antineoplásicas em pacientes com sarcopenia.[14] Mesmo quando a quimioterapia é calculada para a massa corporal ou área superficial, os pacientes com sarcopenia se comportam como se recebessem uma superdosagem com toxicidade grave e limitante de dose, ou seja, exigindo redução das doses, atrasos ou interrupções do tratamento quimioterápico.[20]

A perda muscular tem sido relacionada com os piores resultados em cirurgia oncológica. Um grupo de pesquisadores avaliou pacientes admitidos para ressecção cirúrgica de câncer colorretal.[19] Os autores empregaram pontos de corte para mortalidade e risco de complicações infecciosas durante a internação hospitalar, os cuidados de reabilitação e o tempo de permanência total. O risco de infecção foi duplicado em pacientes com sarcopenia (23,7% *versus* 12,5%; p = 0,025), e isso foi visto principalmente nos pacientes com idade maior ou igual a 65 anos (29,6%

versus 8,8%, p = 0,005). A reabilitação intra-hospitalar foi mais prevalente nos pacientes sarcopênicos (14,3% *versus* 5,6%; p = 0,024) e nos indivíduos com mais de 65 anos (24,1% *versus* 10,7%, p = 0,06).

Em pacientes com câncer de esôfago, a perda de massa muscular esquelética durante o tratamento neoadjuvante é um marcador de mal prognóstico. A sarcopenia tem uma prevalência alta nessa população e aumenta mesmo após a esofagectomia, pois a progressão da sarcopenia não é interrompida pela ressecção do tumor e aumenta progressivamente com o tempo no seguimento pós-operatório.[21]

☰ Tratamento da sarcopenia em oncologia

■ Medidas dietéticas

As intervenções para o tratamento da sarcopenia podem ser farmacológicas ou não. Os ajustes na terapia nutricional são de extrema importância em razão do efeito positivo e do impacto no anabolismo proteico. Aumentar a quantidade (p.ex., acima da ingestão dietética recomendada) e a qualidade (p.ex., aminoácidos essenciais, especificamente leucina) de proteína dietética, estimula a síntese muscular em idosos oncológicos.[22] O aumento da ingestão de vitamina D estimula a expressão gênica e aumenta a síntese da proteína muscular, facilita a função neuromuscular e aumenta a força e o equilíbrio. Também reduz a inflamação associada à diminuição da força muscular.[23]

Assim, a nutrição deve ser otimizada, assegurando quantidades adequadas de macro e micronutrientes, resumidos da seguinte maneira: as calorias devem alcançar 30 a 35 kcal/kg por dia; uma ingestão diária mínima de 1,2 g/kg de peso corporal em proteínas, distribuídas uniformemente entre as três principais refeições diárias (desjejum, almoço e jantar); manutenção de níveis séricos de vitamina D acima de 30 ng/mL através da alimentação ou suplementação de colecalciferol.[13]

Com relação à fonte proteica, existem diferenças entre a fonte do soro do leite (*whey protein*) e caseína, quanto à digestão e à cinética de absorção dos aminoácidos. Enquanto ambas as proteínas contêm todos os aminoácidos necessários para estimular eficazmente a síntese de proteínas musculares, o *whey protein* ainda apresenta um conteúdo adicional de leucina consideravelmente maior, que contribui para as maiores propriedades anabólicas propostas pelo *whey protein* em relação à caseína, já que a leucina foi identificada como um dos principais sinalizadores nutricionais responsáveis pela estimulação e acúmulo de proteína muscular pós-prandial.[24]

■ Atividade física e suplementação

A atividade física também pode prevenir a perda de massa e melhorar a função muscular, principalmente o treinamento de força, por meio de exercício de resistência, que fortalece universalmente a musculatura esquelética. A combinação da suplementação nutricional proteica com o exercício físico de resistência produziu resultados positivos sobre a composição corporal, hipertrofia muscular, força e função física em idosos com câncer.[25] Outra descoberta-chave é o efeito positivo da suplementação nutricional com leucina, já que ela contribui para melhorar a função muscular por aumentar a síntese de células musculares e estimular a produção de proteínas contráteis.[22] A leucina é talvez o mediador mais importante do crescimento e reparo muscular, possivelmente por meio da sinalização via proteína quinase B (Akt), proteína-alvo da rapamicina em mamíferos (mTOR) e a proteína quinase ribossomal (p706Sk).

O beta-hidroximetilbutirato (HMB) é um metabólito da leucina que, quando ingerida em combinação com os outros aminoácidos, mostrou preservar massa corporal magra em pacientes oncológicos. O HMB pode ter um efeito anabólico no músculo quando ingerido em conjunto com o exercício físico na dose de 3,0 g/dia. Pode melhorar a síntese de proteínas e atenuar a perda muscular, particularmente em idosos oncológicos acamados.[26]

O ácido eicosapentaenoico (EPA) foi identificado como um nutriente promissor com amplos benefícios clínicos. Vários mecanismos foram propostos para explicar os benefícios potenciais do EPA na composição corporal: inibição de estímulos catabólicos, modulação da produção de citocinas pró-inflamatórias e aumento da sensibilidade à insulina que induz a síntese protéica.[27]

O uso de creatina também se torna uma importante estratégia ergogênica, já que é um suplemento nutricional seguro e que mostra potencial em melhorar a massa magra, aumentar força de preensão palmar e extensão da perna em pacientes oncológicos sarcopênicos, além de melhorar a disponibilidade energética, quando associados ao treino de resistência. A dose recomendada de suplementação de creatina é de 5,0 g, ingerida diariamente e/ou antes do exercício físico.[28]

■ Medidas farmacológicas

A testosterona aumenta a síntese de proteína muscular e seus efeitos no músculo são modulados por vários fatores, incluindo fatores genéticos, o perfil nutricional e o tipo de exercício físico.[29] Um estudo de tratamento suprafisiológico por longo prazo (6 meses) com testosterona em pacientes idosos sarcopênicos mostrou aumento da massa corporal magra, em especial de pernas e braços.[30] Embora existam aumentos significativos na força muscular com a terapêutica da testosterona, os riscos potenciais podem superar os benefícios. Os riscos em homens idosos incluem apneia do sono, complicações trombóticas e aumento do risco de câncer de próstata.[31]

Embora os esteroides anabolizantes atuem diretamente na melhora da perda acelerada de massa muscular esquelética em pacientes oncológicos, prevenindo e tratando a perda muscular, a ausência de tecido-alvo específico e os efeitos secundários desses agentes limitam seu uso. Os moduladores seletivos de receptores de andrógenos (SARMs) são uma nova classe de agentes anabolizantes não esteroides, específicos para tecidos-alvo, que têm potencial para aumentar a massa muscular e melhorar a função física, sem os efeitos indesejados na próstata, pele ou cabelos comumente associados à testosterona ou a outros agentes esteroides sintéticos.[32]

O enobosarm, um modulador seletivo de receptor de androgênio (SARM), tem mostrado um aumento significativo na massa magra e melhora na função física conforme avaliado pelo poder de subir escadas. No entanto, diferenças de resposta entre as doses (1 e 3 mg) foram identificadas na massa magra e na função física para diferentes tipos de câncer.[33] Portanto, o enobosarm tem sido apontado como uma opção promissora para a prevenção e o tratamento da perda muscular decorrente de câncer, aumentando a massa muscular sem os efeitos indesejáveis associados a esteroides anabolizantes androgênicos não seletivos.[34]

≡ Conclusão

Atualmente, métodos sensíveis e específicos para análise da composição corporal estão fornecendo novas oportunidades para pesquisas clínicas fundamentais em pacientes oncológicos. A perda de massa muscular ocorre em proporções epidêmicas em indivíduos idosos com câncer e é prognóstico de morbidade e mortalidade específicas de doença e tratamento.

Pacientes com depleção muscular grave não são somente incapazes para realizar atividades físicas, mas são simultaneamente intolerantes a terapias agressivas, são mais propensos a desenvolver infecções e têm piores resultados. Essas observações destacam a sarcopenia para o centro das atenções da avaliação clínica em oncologia e ressaltam a necessidade de estratégias terapêuticas para manter ou ganhar massa muscular esquelética nesses pacientes durante o tratamento oncológico.

≡ Referências

1. Ryan AM, Power DG, Daly L, Cushen SJ, Ní Bhuachalla E, Prado CM. Cancer-associated malnutrition, cachexia and sarcopenia: the skeleton in the hospital closet 40 years later. Proc Nutr Soc. 2016;75(2):199-211.

2. Hardee JP, Montalvo RN, Carson JA. Linking cancer cachexia-induced anabolic resistance to skeletal muscle oxidative metabolism. 2017;2017.

3. Prado CM, Cushen SJ, Orsso CE, Ryan AM. Sarcopenia and cachexia in the era of obesity: Clinical and nutritional impact. Proc Nutr Soc. 2016;75(2):188-98.

4. Stenholm S, Harris T, Rantenen T, Visser M, Kritchevsky SB, Ferrucci L. Sarcopenic obesity-definition,etiology and consequences. Curr Opin Clin Nutr Metab Care. 2008;11(6):693-700.

5. Dufour AB, Hannan MT, Murabito JM, Kiel DP, McLean RR. Sarcopenia definitions considering body size and fat mass are associated with mobility limitations: The framingham study. Journals Gerontol – Ser A Biol Sci Med Sci. 2013;68(2):168-74.

6. Cruz-Jentoft AJ, Bahat G, Bauer J, Boirie Y, Bruyère O, Cederholm T et al.; Writing Group for the European Working Group on Sarcopenia in Older People 2 (EWGSOP2), and the Extended Group for EWGSOP2. Age Ageing. 2019;48(1):16-31.

7. Clark BC, Manini TM. What is dynapenia? Nutrition. 2012;28(5):495-503.

8. Blum D, Omlin A, Baracos VE, Solheim TS, Tan BHL, Stone P et al. Cancer cachexia: a systematic literature review of items and domains associated with involuntary weight loss in cancer. Crit Rev Oncol Hematol. 2011;80(1):114-44.

9. Haverkort EB, Binnekade JM, Busch ORC, Van Berge Henegouwen MI, De Haan RJ, Gouma DJ. Presence and persistence of nutrition-related symptoms during the first year following esophagectomy with gastric tube reconstruction in clinically disease-free patients. World J Surg. 2010;34(12):2844-52.

10. Kim TN, Choi KM. Sarcopenia: definition, epidemiology, and pathophysiology. J Bone Metab. 2013;20(1):1-10.

11. Argilés JM, Busquets S, Stemmler B, López-Soriano FJ. Cancer cachexia: understanding the molecular basis. Nat Rev Cancer. 2014;14(11):754-62.

12. Lauretani F, Russo CR, Bandinelli S, Bartali B, Cavazzini C, Di Iorio A et al. Age-associated changes in skeletal muscles and their effect on mobility: an operational diagnosis of sarcopenia. J Appl Physiol. 2003;95(5):1851-60.

13. Woo J. Sarcopenia. Clin Geriatr Med. 2017;33(3):305-14.

14. Barbosa-Silva TG, Menezes AMB, Bielemann RM, Malmstrom TK, Gonzalez MC. Enhancing SARC-F: improving sarcopenia screening in the clinical practice. J Am Med Dir Assoc. 2016 Dec 1;17(12):1136-1141.

15. Malmstrom TK, Morley JE. SARC-F: a simple questionnaire to rapidly diagnose sarcopenia. J Am Med Dir Assoc. 2013;14(8):531-2.

16. Baumgartner RN, Koehler KM, Gallagher D, Romero L, Heymsfield SB, Ross RR et al. Epidemiology of sarcopenia among the elderly in New Mexico. Am J Epidemiol. 1998;147(8):755-63.

17. Norman K, Pirlich M, Sorensen J, Christensen P, Kemps M, Schütz T et al. Bioimpedance vector analysis as a measure of muscle function. Clin Nutr. 2009;28(1):78-82.

18. Daly LE, Ní Bhuachalla ÉB, Power DG, Cushen SJ, James K, Ryan AM. Loss of skeletal muscle during systemic chemotherapy is prognostic of poor survival in patients with foregut cancer. J Cachexia Sarcopenia Muscle. 2018 Apr;9(2):315-25.

19. Lieffers JR, Bathe OF, Fassbender K, Winget M, Baracos VE. Sarcopenia is associated with postoperative infection and delayed recovery from colorectal cancer resection surgery. Br J Cancer. 2012;107(6):931-6.

20. Antoun S, Baracos VE, Birdsell L, Escudier B, Sawyer MB. Low body mass index and sarcopenia associated with dose-limiting toxicity of sorafenib in patients with renal cell carcinoma. Ann Oncol. 2010;21(8):1594-8.

21. Järvinen T, Ilonen I, Kauppi J, Salo J, Räsänen J. Loss of skeletal muscle mass during neoadjuvant treatments correlates with worse prognosis in esophageal cancer: a retrospective cohort study. 2018;17-9.

22. Rondanelli M, Klersy C, Terracol G, Talluri J, Maugeri R, Guido D et al. Whey protein, amino acids, and vitamin D supplementation with physical activity increases fat-free mass and strength, functionality, and quality of life and decreases inflammation in sarcopenic elderly. Am J Clin Nutr. 2016;103(3):830-40.

23. Arik G, Ulger Z. Vitamin D in sarcopenia: Understanding its role in pathogenesis, prevention and treatment. Eur Geriatr Med. 2016;7(3):207-13.

24. Pennings B, Boirie Y, Senden JMG, Gijsen AP, Kuipers H, Van Loon LJC. Whey protein sti-

mulates postprandial muscle protein accretion more effectively than do casein and casein hydrolysate in older men. Am J Clin Nutr. 2011;93(5):997-1005.

25. Børsheim E, Bui Q, Tissier S, Kobayashi H, Ferrando AA, Wolfe R. Effect of amino acid supplementation on muscle mass, strength and physical function in elderly. Clin Nutr. 2008;27(2):189-95.

26. Deutz NEP, Pereira SL, Hays NP, Oliver JS, Edens NK, Evans CM et al. Effect of hydroxy--methylbutyrate (HMB) on lean body mass during 10 days of bed rest in older adults. Clin Nutr. 2013;32(5):704-12.

27. Pappalardo G, Almeida A, Ravasco P. Eicosapentaenoic acid in cancer improves body composition and modulates metabolism. Nutrition. 2015;31(4):549-55.

28. Sakkas GK, Schmbelan M, Mulligan K. Can the use of creatine supplementation attenuate muscle loss in cachexia and wasting? Curr Opin Clin Nutr Metab Care. 2009; 12(6): 623-27.

29. Sakuma K, Yamaguchi A. Recent advances in pharmacological, hormonal, and nutritional intervention for sarcopenia. Pflugers Arch Eur J Physiol. 2017;1-12.

30. Sinha-Hikim I, Cornford M, Gaytan H, Lee ML, Bhasin S. Effects of testosterone supplementation on skeletal muscle fiber hypertrophy and satellite cells in community-dwelling older men. J Clin Endocrinol Metab. 2006;91(8):3024-33.

31. Kenny AM, Kleppinger A, Annis K, Rathier M, Browner B, Judge JO et al. Effects of transdermal testosterone on bone and muscle in older men with low bioavailable testosterone levels, low bone mass, and physical frailty. J Am Geriatr Soc. 2010;58:1134-43.

32. Dobs AS, Boccia R V., Croot CC, Gabrail NY, Dalton JT, Hancock ML et al. Effects of enobosarm on muscle wasting and physical function in patients with cancer: A double-blind, randomised controlled phase 2 trial. Lancet Oncol. 2013;14:335-45.

33. Ebner N, von Haehling S. Silver linings on the horizon: highlights from the 10th cachexia conference. J Cachexia Sarcopenia Muscle. 2018;9(1):176-82.

34. Crawford J, Prado CMM, Johnston MA, Gralla RJ, Taylor RP, Hancock ML et al. Study design and rationale for the phase 3 clinical development program of enobosarm, a selective androgen receptor modulator, for the prevention and treatment of muscle wasting in cancer patients (POWER Trials). Curr Oncol Rep. 2016;18(37):1-11.

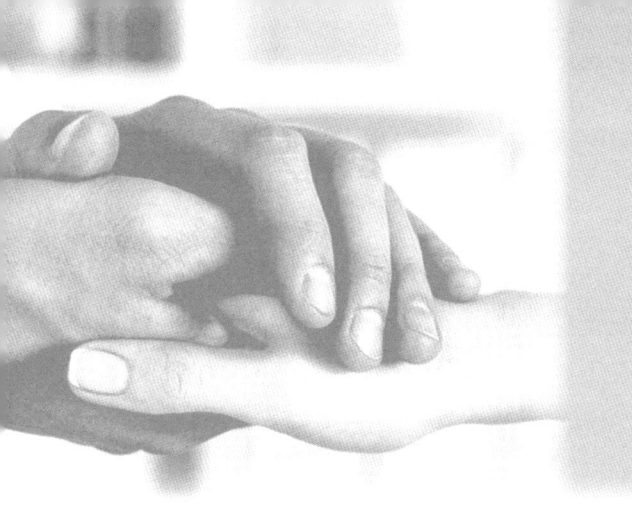

Capítulo 9

Sandra Elisa Adami Batista Gonçalves

Andrea Pereira

Maria Teresa Zanella

O tratamento da obesidade nos cuidados de suporte

☰ Introdução

A obesidade é um grave problema de saúde pública no Brasil e no mundo,[1] com uma prevalência em plena ascensão, passando de 11,6% em 2006 para 18,9% em 2016.[2,3] O índice de massa corporal (IMC), quando acima de 30 kg/m² (Tabela 9.1), associa-se a maior incidência de hipertensão, dislipidemia aterogênica, *diabetes melittus* tipo 2 (DM2), doenças cardiovasculares e câncer, além de aumentar a mortalidade.[3-6]

A obesidade associa-se a carcinogênese e progressão ao câncer por diversos fatores, tais como: resistência à insulina; baixos níveis séricos de adiponectina; elevados níveis de leptina, esteroides endógenos e inibidor ativador de plasminogênio I; e inflamação crônica.[7]

Uma revisão sistemática de estudos prospectivos observacionais estimou o risco de câncer associado ao aumento do IMC.[5] Em homens, um aumento de 5 kg/m² no IMC foi fortemente associado ao aumento do risco de adenocarcinoma de esôfago (RR 1,52; p < 0,0001) e de cólon (RR 1,24; p < 0,0001); no caso das mulheres, associou-se ao aumento do risco de câncer endometrial (RR 1,59; p < 0,0001) e esofágico (RR 1,51; p < 0,0001).[5]

Tabela 9.1
Classificação do estado nutricional pelo índice de massa corporal (kg/m²).

IMC (kg/m²)	Classificação
< 16	Desnutrição grau III
16-16,9	Desnutrição grau II
17-18,4	Desnutrição grau I
25-29,9	Eutrofia
25-29,9	Sobrepeso
30-34,9	Obesidade grau I
35-39,9	Obesidade grau II
≥ 40	Obesidade grau III

Fonte: Adaptada de WHO, 2000.[8]

Além de favorecer o desenvolvimento de certos tipos de câncer, a obesidade determina também piores resultados no tratamento. Evidências apontam para um aumento da toxidade da quimioterapia, além da redução na eficácia do tratamento e menores taxas de cura, especialmente quando a distribuição da gordura é central com predominância da gordura visceral.[9] Ela é um grande preditor de risco de câncer quando aumentada, mesmo em indivíduos com IMC inferior a 30 kg/m². Isso porque a obesidade visceral, que se traduz pelo aumento da circunferência abdominal e da relação cintura-quadril, é o principal fator determinante da resistência periférica à insulina que leva ao aumento dos níveis de citocinas inflamatórias.[10,11]

Em virtude da importância da obesidade no câncer, a Sociedade Americana de Oncologia Clínica (SAOC) sugeriu algumas prioridades nessa área direcionadas a pacientes e acompanhantes:[6]

- Educação: aumentar o conhecimento sobre o papel do balanço energético no risco de câncer e na sua prevenção.
- Guia clínico prático e explicativo: recomendações práticas e embasadas cientificamente direcionadas para obesidade e balanço energético.
- Promoção de pesquisa: (1) mudanças de comportamento depois do diagnóstico interferem no prognóstico, tais como, perda de peso, qualidade dietética e aumento da atividade física, e (2) melhoria dos métodos para avaliar essas mudanças em sobreviventes.
- Política e legislação: melhorar o acesso da população a serviços de tratamento de obesidade.

≡ Tratamento da obesidade

O tratamento da obesidade no paciente oncológico apresenta uma escassez significativa de estudos científico. Como discutido anteriormente, a obesidade associa-se a pior prognóstico e resposta ao tratamento oncológico; porém, ainda não sabemos se o seu tratamento após a doença instalada ocasionaria uma melhora nesses parâmetros.

Em câncer de mama, a obesidade pode aumentar em 75% o risco de óbito em mulheres pré-menopausa e em 34% nas pós-menopausadas. Nos homens, aumenta o risco de câncer de próstata mais grave e de pior prognóstico.[6]

Nos pacientes com câncer que utilizam corticoides e radioterapia craniana pela irradiação do centro de fome e saciedade observamos maior prevalência de obesidade.[12] Além disso, no câncer de mama, a quimioterapia adjuvante e a hormonioterapia induzindo a menopausa, também são preditores de ganho de peso.[13]

Em uma revisão da Cochrane sobre tratamento de obesidade em câncer de endométrio, não há referências sobre o uso de medicamentos e um estudo refere-se à realização de cirurgia bariátrica após 24 meses de tratamento. A maioria dos estudos revisados utilizaram mudança dos hábitos alimentares e prática de atividade física; porém, não houve resultados significativos em relação à perda de peso e sua influência no prognóstico dos pacientes.[14]

■ Mudanças de hábitos dietéticos e atividade física

Estudos demonstram que a redução da massa muscular está relacionada com aumento da morbidade, e piora do *status* funcional.[15] O efeito anabólico muscular que o exercício de resistência é capaz de gerar no músculo pode ser potencializado com o incremento da ingestão de proteínas.[16]

Uma revisão sistemática em pacientes com câncer, praticantes das mais variadas modalidades de exercício físico, mostrou a melhora da qualidade de vida desses pacientes, com destaque para o câncer metastático.[17] Contudo, nesse mesmo estudo, não houve efeito significativo na *performance*.[17]

Embora existam estudos mostrando a importância das mudanças dos hábitos de vida para o paciente oncológico, os estudos com obesos não mostraram uma redução importante na perda de peso nesses pacientes e nem alteração do prognóstico relacionados com ela, como citado anteriormente.[14]

■ Tratamento farmacológico

Em pacientes obesos não oncológicos, o tratamento com mudanças dos hábitos alimentares e atividade física, além de exigir grande comprometimento e disciplina por parte do paciente, pode não ser suficiente para uma redução de peso significativa, principalmente nos casos mais graves em que se almeja reversão das alterações metabólicas da obesidade.[3] Existem vários fármacos que podem ser usados no tratamento de obesidade de acordo com *The Obesity Society Guideline for the Management of Overweight and Obesity in Adults*;[1] porém, nenhum citado para o paciente oncológico.

Não existe consenso ou literatura científica suficiente para justificar o uso dessas terapias nos pacientes oncológicos. Dentre os medicamentos aprovados no Brasil para o tratamento da obesidade,[18] apenas a liraglutida e o orlistate não apresentam interação com os quimioterápicos;[19] porém, reforçamos que não há estudos em oncologia.

A liraglutida, um análogo do *glucagon-like peptide* 1 humano (GLP-1),[6] é eficaz em reduzir os níveis séricos de glicose, pressão arterial e peso, aumentando a saciedade por redução do esvaziamento gástrico.[3,20,21] Por seu efeito na perda de peso e na redução dos níveis glicêmicos, ambos fatores de mal prognóstico no câncer,[22,23] além de não apresentar interação com os quimioterápicos e bloqueadores hormonais usados no câncer de mama,[19] pode ser uma droga potencial para o tratamento do obeso oncológico no futuro, após estudos serem realizados.

O orlistate, cujo mecanismo é inibir absorção de gorduras consumidas, atua diminuindo a fome ou promovendo a saciedade, por meio do estimulo às vias adrenérgicas, dopaminérgicas, serotoninérgicas e noradrenérgicas.[3] Seus efeitos são dose-dependentes, podendo reduzir a absorção em até 30% das gorduras na dose de 120 mg.[24] No entanto, em razão de sua ação sobre a absorção intestinal, causa efeitos desconfortáveis, como flatulência, urgência e incontinência fecal, e, portanto, deve ter atenção especial pelo fato de poder interferir na absorção de vitaminas lipossúveis.[1,25] Essa substância que também não apresenta interação com os quimioterápicos,[19] pode também ser um potencial adjuvante no tratamento do obeso oncológico, desde que estudos sejam realizados.

≡ Conclusões

Obesidade é causa prevenível de câncer, cujo tratamento é possível tanto em âmbito individual quanto coletivo, no intuito de orientar a população a manter sempre o peso corporal adequado. Nas neoplasias de mama e do sistema nervoso central temos o aumento de peso dos pacientes ao longo do tratamento oncológico, nas demais ocorre o inverso, uma maior tendência a desnutrição e perda de peso. É possível que esse grupo de pacientes seja beneficiado com o tratamento da obesidade, infelizmente, faltam estudos mostrando sua segurança durante a quimioterapia e que comprovem melhora do prognóstico.

≡ Referências

1. Jensen MD, Ryan DH, Apovian CM, Ard JD, Comuzzie AG, Donato KA et al. 2013 AHA/ACC/TOS Guideline for the management of overweight and obesity in adults: A report of the American college of cardiology/American heart association task force on practice guidelines and the obesity society. J Am Coll Cardiol. 2013;63(25):3029-30.
2. Ministério da Saúde. Vigitel Brasil 2016. VIGITEL [Internet]. 2017. [cited May 2019]. Available from: http://portalarquivos.saude.gov.br/images/pdf/2017/abril/17/Vigitel.pdf.
3. ABESO. Diretrizes Brasileiras de Obesidade 2016/ABESO. 4.ed. São Paulo, SP [Internet]. 2016;1-188. [cited May 2019]. Available from: www.abeso.org.br/diretrizes.
4. Wolin KY, Carson K, Colditz GA. Obesity and Cancer. Oncologist. 2010;15:556-65.
5. Renehan AG, Tyson M, Egger M, Heller RF, Zwahlen M. Body-mass index and incidence of cancer: a systematic review and meta-analysis of prospective observational studies. Lancet. 2008;371:569-78.

6. Ligibel JA, Alfano CM, Courneya KS, Demark-Wahnefried W, Burger RA, Chlebowski RT et al. American Society of Clinical Oncology position statement on obesity and cancer. J Clin Oncol. 2014;32(31):3568-74.

7. Glade Bender J, Yamashiro DJ, Fox E. Clinical development of VEGF signaling pathway inhibitors in childhood solid tumors. Oncologist. 2011;16(11):1614-25.

8. WHO. Obesity: preventing and managing the global epidemic. Geneva: WHO; 2000. p. 1-4.

9. Iwase T, Sangai T, Nagashima T, Sakakibara M, Sakakibara J, Hayama S et al. Impact of body fat distribution on neoadjuvant chemotherapy outcomes in advanced breast cancer patients. Cancer Med. 2016;5(1):41-8.

10. Larsson SC, Wolk A. Obesity and colon and rectal cancer risk: a meta-analysis of prospective studies. Am J Clin Nutr. 2007;86:556-65.

11. Xu H, Barnes GT, Qing Y, Tan G, Yang D, Chou CJ. Chronic inflammation in fat plays a crucial role in the development of obesity-related insulin resistance. J Clin Invest. 2003;112:1821-30.

12. Razzouk BI, Rose SR, Hongeng S, Wallace D, Smeltzer MP, Zacher M et al. Obesity in survivors of childhood acute lymphoblastic leukemia and lymphoma. J Clin Oncol. 2007;25(10):1183-9.

13. Goodwin PJ, Ennis M, Pritchard KI, Mccready D. Adjuvant treatment and onset of menopause predict weight gain after breast cancer diagnosis. J Clin Oncol. 1999;17(1):120.

14. Kitson S, Ryan N, Ml M, Edmondson R, Jmn D, Ej C. Interventions for weight reduction in obesity to improve survival in women with endometrial cancer (Review). Cochrane Database Syst Rev. 2018;(2):1-68.

15. Shachar SS, Williams GR, Muss HB, Nishijima TF. Prognostic value of sarcopenia in adults with solid tumours: A meta-analysis and systematic review. Eur J Cancer. 2016;57:58-67.

16. Farsijani S, Morais JA, Payette H, Gaudreau P, Shatenstein B, Gray-Donald K et al. Relation between mealtime distribution of protein intake and lean mass loss in free-living older adults of the NuAge study. Am J Clin Nutr. 2016;104(3):694-703.

17. Beaton R, Pagdin-friesen W, Robertson C, Vigar C, Watson H, Harris SR. Effects of exercise intervention on persons with metastatic cancer: a systematic review. Physiother Canada. 2009;61(3):141-53.

18. ABESO. Aprovado novo medicamento antiobesidade no Brasil. [cited May 2019]. Available from: http://www.abeso.org.br/noticia/aprovado-novo--medicamento-anti-obesidade-no-brasil.

19. Uptodate. Drugs & Drug Interaction. [cited May 2019]. Available from: https://www.uptodate.com/home/drugs-drug-interaction.

20. Marso SP, Daniels GH, Brown-Frandsen K, Kristensen P, Mann JF, Nauck MA et al. Liraglutide and cardiovascular outcomes in type 2 diabetes HHS public access. N Engl J Med Toronto (BZ); Int Diabetes Cent Park Nicollet Minneap (RMB). 2016;375(4):311-22.

21. Apovian CM, Aronne LJ, Bessesen DH, McDonnell ME, Murad MH, Pagotto U et al. Pharmacological management of obesity: an endocrine society clinical practice guideline. J Clin Endocrinol Metab. 2015;100(2):342-62.

22. Ryu TY, Park J, Scherer PE. Hyperglycemia as a risk factor for cancer progression. Diabetes Metab J. 2014;38:330-6.

23. Hershey DS. Importance of glycemic control in cancer patients with diabetes: treatment through end of life. Asia-Pacific J Oncol Nurs. 2017;313-8.

24. Saunders KH, Shukla AP, Igel LI, Kumar RB, Aronne LJ. Pharmacotherapy for obesity. Endocrinol Metab Clin North Am. 2016;45:521-38.

25. Nonino-Borges CB, Borges RM, Dos Santos JE. Tratamento clínico da obesidade. Medicina (B Aires). 2006;39(2):246-52.

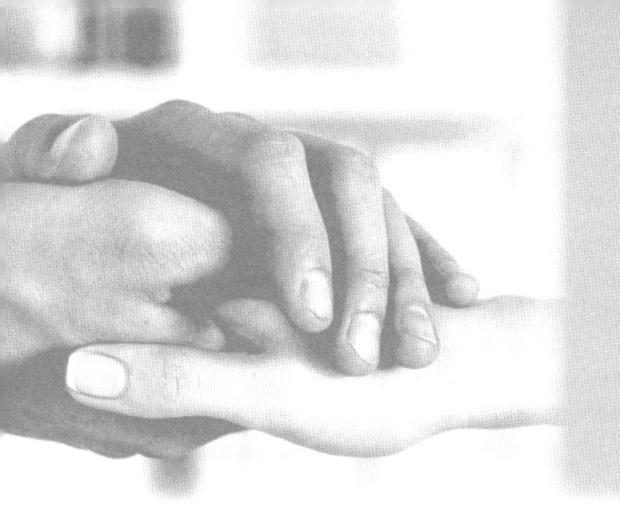

Capítulo 10

Sandra Elisa Adami Batista Gonçalves

Ricardo Helman

Mariana Hollanda Martins da Rocha

A nutrologia no transplante de medula óssea

≡ Introdução

O transplante de células-tronco hematopoiéticas (TCTH) é a única terapia curativa para uma parcela significativa de pacientes portadores de neoplasias hematológicas. Foi desenvolvido no começo dos anos 1950 pelo Dr. Thomas em Seattle nos Estados Unidos. No início, foi utilizado principalmente para tratamento de leucemias agudas e o seu racional baseava-se na "destruição" da medula óssea doente através de altas doses de radioterapia e, em seguida, a infusão de células-tronco hematopoiéticas retiradas de doadores através de punções ósseas da crista ilíaca.

Ao longo dos anos, as técnicas de ablação da medula óssea foram sofrendo alterações com intuito de diminuir algumas toxicidades, como mucosite e neutropenias prolongadas. Surgiram esquemas baseados em altas doses de quimioterapia isoladamente ou associados com doses menores de radioterapia.

O TCTH ainda é associado a altas taxas de morbidade e mortalidade em decorrência, principalmente, de infecções oportunistas, toxicidade e doença do enxerto contra hospedeiro (DECH). O advento de drogas imunossupressoras, como os inibidores de calcineurina, diminuíram sensivelmente a incidência de DECH, melhorando a sobrevida desses pacientes.[1]

Atualmente, existem muitas modalidades de TCTH:

- Autólogo, quando a célula-tronco hematopoiética enxertada é do próprio paciente.

- Alogênico, quando provinda de outro doador.

- Singênico, quando o doador é um gêmeo univitelino.[2]

No que se refere ao condicionamento pré-transplante, dispõem-se desde regimes imunossupressores não mieloablativos (associados a toxicidade reduzida) até regimes mieloablativos, com muitas opções de intensidade intermediária.[1] Quanto à fonte de célula-tronco hematopoiética (CTH), pode-se utilizar medula óssea (MO), célula-tronco periférica (CTHP), e cordão umbilical (CU), e cada tipo de enxerto tem características distintas com relação à incidência de DECH e reconstituição imune. O doador de CTH pode ser um irmão HLA idêntico; um doador HLA idêntico não relacionado;

ou um parente haploidêntico, que é parcialmente idêntico.[1]

O TCTH é utilizado no tratamento de diversas doenças, tanto onco-hematológicas quanto doenças benignas, como anemia congênita, doenças autoimunes e doenças oncológicas com ótimos resultados e sobrevida longa.

O envolvimento das equipes multidisciplinares com equipes de enfermagem, nutrição, fisioterapeutas, dentistas no acompanhamento e treinamento dos pacientes diminui muito a mortalidade tardia, tornando-se cada vez mais fundamental no tratamento global.

≡ Impacto do estado nutricional e composição corporal no TCTH

Os pacientes submetidos a TCTH são uma população heterogênea, do ponto de vista nutricional, e com diferenças quanto ao tipo necessário de intervenção nessa área. Deve-se levar em consideração, também, a intensidade do regime de condicionamento e a ocorrência de DECH, que influenciam diretamente o estado nutricional do paciente. O decréscimo na aceitação alimentar e o aumento da demanda de consumo de nutrientes podem gerar a necessidade de uma intervenção nutricional.[1]

Identificação precoce dos pacientes com risco nutricional minimiza os efeitos da desnutrição (IMC < 18,5 kg/m^2) ou obesidade (IMC ≥ 30 kg/m^2). Ambos são fatores de risco para complicações e aumento da mortalidade associada ou não à recaída em pacientes transplantados.[1,3] A avaliação inicial e seriada do estado nutricional é importante, pois antecipa alterações nutricionais associadas ao condicionamento e a outras toxicidades relacionadas com o tratamento que prejudicam a ingestão, absorção e utilização de nutrientes.[1]

■ Obesidade

O excesso de peso (sobrepeso e obesidade) é um importante fator de risco para doenças cardiovasculares, *diabetes mellitus*, entre outras. Acompanhando o perfil epidemiológico de sobrepeso e obesidade mundial, no Brasil, a prevalência de excesso de peso corporal tem apresentado trajetória crescente nas últimas décadas, segundo os dados do Instituto Nacional de Câncer (INCA).[3] Assim, é cada vez mais comum paciente com excesso de peso ou que já tenha realizado cirurgia bariátrica necessitar de um transplante de medula óssea.

Diversas publicações evidenciaram a obesidade como fator prognóstico independente de resultados indesejados. A obesidade e o sobrepeso estão associados às leucemias mieloides agudas, e, particularmente, com leucemia aguda promielocítica.[4] Em um estudo retrospectivo com pacientes com linfoma não-Hodgkin, submetidos a transplante autólogo de medula óssea, evidenciaram piores resultados, com um risco de morte 2,9 vezes maior em comparação ao grupo de não obesos. Também foi demonstrado que a obesidade é fator preditivo positivo de maior toxicidade relacionada com o tratamento e mortalidade em pacientes com leucemia mieloide aguda submetidos a transplante autólogo de medula óssea.[4]

■ Desnutrição proteico-calórica

Mesmo com a atual transição epidemiológica, em que a prevalência de sobrepeso e de obesidade é grande, ainda existe um percentual considerável de pacientes com sarcopenia,[5] desnutrição proteico-calórica e em risco nutricional.[6,7]

A desnutrição nos pacientes submetidos ao TCTH é consequência de uma série de fatores, desde o estado nutricional pré-transplante, quimioterapia utilizada e complicações como aparecimento de DECH. Mesmo os pacientes que iniciam a terapêutica com bom estado nutricional, poderão se apresentar desnutridos durante o tratamento.[8,9] Walrath e colaboradores constataram que a redução da aceitação alimentar pode chegar a 60%, contribuindo para a piora do estado nutricional dos indivíduos após o TCTH.[10]

Em um estágio de desnutrição proteico-calórica, de perda involuntária de peso e de redução de proteínas plasmáticas, como a albumina, há risco elevado de toxicidade à quimioterapia e as demais classes de medicamentos administrados.[11] A hipoalbuminemia pré-TCTH impacta significativamente na sobrevida desses pacientes, uma vez que níveis de albumina inferiores a 3,2 g/dL apresentaram uma sobrevida livre de doença significativamente mais baixa do que aqueles com um nível de albumina superior a 3,2 g/dL.[12] O baixo peso corporal também reduz a tolerância ao tratamento, contribuindo para a maior toxicidade à quimioterapia, por alterar a farmacocinética das drogas.[13]

Outro grande prejuízo que o comprometimento do estado nutricional pode trazer ao indivíduo que se submete ao TCTH é a maior duração da aplasia durante o transplante, em que o baixo IMC, a hipoalbuminemia e o aumento da excreção de nitrogênio urinário são associados a um maior tempo para enxertia neutrofílica, o que acarreta em aumento da susceptibilidade a infecções.[14]

Sendo assim, a avaliação nutricional e a terapia nutricional rotineira e intensiva desde o pré-transplante, visa manter ou recuperar o estado nutricional e reduzir morbimortalidade relacionada com o TCTH.[8]

☰ Avaliação nutricional de acordo com as diversas fases do tratamento

Os pacientes submetidos a TCTH devem ser triados assim que admitidos para o procedimento ou qualquer internação relacionada com as complicações do tratamento ou dos regimes de condicionamento realizados. Normalmente, são considerados de risco nutricional ou já estão desnutridos em função da doença de base,[15] do regime quimioterápico realizado e da toxicidade do tratamento.

Considerando-se uma doença crônica como o câncer e fatores que podem desfavorecer a condição do doente ou a resposta clínica ao tratamento (como a idade e o fator psicossocial, por exemplo) há grande chance de prejuízo do estado nutricional em fases importantes do tratamento, principalmente durante o TCTH. Alguns diagnósticos consideram a perda de peso, massa muscular e processo inflamatório e caracterizam, em fases diversas, a presença de caquexia (pré-caquexia ou caquexia refratária).[16]

A avaliação do estado nutricional com uma ferramenta validada antes, durante e depois do TCTH ainda é pouco discutida e documentada, mas certamente deve ser realizada. Não existe consenso na literatura que diferencia o modo de avaliação nutricional para cada fase, mas é fato que a avaliação deve acontecer de acordo com o protocolo de cada instituição e englobando as principais fases do TCTH: admissão, início do regime quimioterápico de preparação, dia da infusão das células-tronco hematopoiéticas, início dos imunossupressores, alta hospitalar, 1 mês e 3 meses após TCTH (em âmbito ambulatorial).

A American Society Parenteral and Enteral Nutrition (ASPEN)[17] e a European Society Parenteral and Enteral Nutrition (ESPEN)[18] em seus consensos de 2009, recomendam triagem nutricional e intervenção nutricional se o paciente é incapaz de manter seu estado nutricional. O último consenso da ESPEN para pacientes oncológicos, publicado em 2017,[19] recomenda para detecção de distúrbios nutricionais em estágio precoce, que seja avaliado regularmente o consumo alimentar, a mudança de peso e IMC, a começar no diagnóstico oncológico e repetir dependendo da estabilidade clínica do paciente. Orienta que, para tanto, sejam utilizados parâmetros, como IMC, perda de peso e índice de registro alimentar, ou a utilização de uma ferramenta de triagem validada, como NRS-2002, MUST, MST ou SF-MAN. É importante notar que um resultado anormal (presença de risco) de triagem, por si só, não fornece informações suficientes para desenhar um plano de cuidado ao paciente. Pacientes em risco precisam ser seguidos e avaliados por ferramentas mais específicas para, então, ser desenhada uma intervenção. Assim, a ESPEN fortemente recomenda que, após identificação do risco, o paciente seja submetido a uma avaliação objetiva e quantitativa do consumo alimentar, impacto de sintomas, massa muscular, *performance* física e grau de inflamação sistêmica. Recomenda também que essa avaliação seja repetida em períodos frequentes de tempo (p.ex., quinzenalmente, mensalmente, a cada 6 meses, conforme apropriado). As ferramentas citadas para essa etapa são: ASG (Avaliação Subjetiva Global), ASG-PPP (Avaliação Subjetiva Global Produzida pelo Paciente) ou MAN (Miniavaliação Nutricional).

■ Antropometria e composição corporal

As medidas antropométricas têm grande importância no estabelecimento de fatores determinantes da desnutrição e do sobrepeso e, entre outros fatores, como instrumento de vigilância nutricional.[20]

Dentre as medidas antropométricas mais utilizadas na prática clínica para a avaliação do estado nutricional dos pacientes oncológicos, pode-se citar peso corporal (PC), altura, índice massa corporal (IMC), espessura de dobras cutâneas, circunferência do braço (CB) e circunferência muscular do braço (CMB).[21] No entanto, na prática clínica, em virtude de algumas restrições de mobilidade,

presença de acessos, edema ou imobilidade, o uso de tais parâmetros pode ser dificultado.

A antropometria é o método mais difundido por não ser invasivo, ser de fácil execução, rápido, de baixo custo, factível a beira leito, e de resultados fidedignos, desde que executados por profissionais capacitados. Como desvantagem, é incapaz de detectar distúrbios recentes no estado nutricional e identificar deficiências nutricionais específicas.

No TCTH, a composição corporal tem sido estudada e tem apresentado importantes correlações com complicações e sobrevida.[22,23] Além disso, a redução da massa muscular, associada, entre outras coisas, ao uso de corticoides, correlaciona-se a pior prognóstico nos vários tipos de TCTH.[24] E, no TCTH alogênico, essa diminuição associa-se a maior prevalência de DECH crônica e baixa *performance* física.[25]

Na maioria dos estudos, a avaliação da composição corporal no TCTH tem sido realizada por tomografia computadorizada, densitometria de corpo inteiro (DXA) e bioimpedanciometria (BIA).[26,27] Um dos exames realizados de rotina em pacientes oncológicos, principalmente naqueles candidatos ao TCTH, é a tomografia, que apresenta como vantagens a precisão na quantificação de massa magra e a precisa diferenciação entre o músculo e a gordura. A análise das imagens, realizada em cortes tomográficos específicos, apresenta boa correlação com a massa gorda e a massa muscular magra de todo corpo. Dentre esses pontos, destaca-se a terceira vértebra lombar (L3) e a quarta vértebra torácica (T4). Porém, tanto o uso da tomografia quanto da DXA nessa avaliação, está associado a radiação ionizante e alto custo, não permitindo um seguimento adequado dos pacientes.[26]

Além da visualização das massas corporais, a tomografia também avalia a radiodensidade, a média da atenuação da radiação em unidades de Hounsfield. Alguns estudos indicam que, em tumores hematológicos, baixa radiodensidade parece ter melhor prognóstico do que sarcopenia.[28]

■ Dinamometria

A capacidade muscular de indivíduos desnutridos encontra-se significativamente diminuída, uma vez que a desnutrição calórico-proteica afeta diretamente a perda de todas as fibras musculares esqueléticas e, consequentemente, a diminuição da força muscular.[25] A dinamometria manual (DM) é um método utilizado na avaliação nutricional dos pacientes por ser um marcador de prognóstico, inclusive em pacientes oncológicos. É um método de fácil aplicabilidade, simples, rápido, de baixo custo, além de prever o *status* funcional muscular.[25]

A dinamometria é indicada como complementação da triagem nutricional. A Tabela 10.1 apresenta sugestões de condutas sobre triagem nutricional e da avaliação nutricional para pacientes adultos onco-hematológicos que serão submetidos ao TCTH em diversas fases do tratamento.[29]

Tabela 10.1
Quadro-resumo da triagem e da avaliação nutricional do paciente adulto onco-hematológico em TCTH em diversas fases do tratamento.

Fase	Avaliação
Ambulatorial	• Todos os pacientes independentemente do tipo de TCTH devem ser avaliados • Frequência: com risco nutricional, em até 15 dias e sem risco nutricional, em até 30 dias • NRS-2002, ASG-PPP ou ASG • Perda de peso não intencional
Admissão para transplante	• Triagem nutricional em até 48 h • NRS-2002, ASG-PPP ou ASG • Dinamometria • Anamnese alimentar • Os pacientes deverão ser avaliados semanalmente, durante todo o período de internação

(Continua)

Tabela 10.1 (Continuação)
Quadro-resumo da triagem e da avaliação nutricional do paciente adulto onco-hematológico em TCTH em diversas fases do tratamento.

Fase	Avaliação
Início do condicionamento	• Ingestão alimentar < 75% das necessidades nutricionais nas últimas 2 semanas • Porcentagem da perda de peso
Dia do transplante	• Sintomas do trato gastrointestinal de impacto nutricional por mais de 3 dias ou alternados na última semana • Porcentagem da perda de peso • Dinamometria
"Pega" da medula	• Sintomas do trato gastrointestinal, como: esofagite, mucosite, diarreia, disgeusia e xerostomia • Porcentagem da perda de peso • Dinamometria
1 mês após o transplante	• Sintomas do trato gastrointestinal de impacto nutricional • ASG-PPP • Porcentagem da perda de peso • Dinamometria
3 meses após o transplante (em ambulatório)	• Sintomas do trato gastrointestinal de impacto nutricional • ASG-PPP • Porcentagem da perda de peso • Dinamometria

Fonte: Modificada de INCA, 2015.[23]

≡ Nutrição enteral e parenteral no TCTH

Os procedimentos empregados para a execução do TCTH incluem a administração de drogas com elevado potencial para causar efeitos adversos indesejáveis, que comprometem o estado nutricional e reduzem a ingestão de nutrientes por via oral, como a mucosite, diarreias, infecções, náuseas e hiporexia. Então, faz-se necessário o suporte nutricional invasivo, por meio de sondas e cateteres. Durante muito tempo, a nutrição parenteral foi considerada o método de escolha para iniciar o suporte nutricional nos pacientes incapazes de alimentação por via oral; no entanto, estudos mais recentes têm demonstrado que a oferta de nutrientes por rota enteral é também um método seguro e efetivo para nutrir os pacientes, especialmente por estar livre de complicações, como infecções de linha venosa, sepse, distúrbios metabólicos e hepáticos, estes últimos mais relacionados com a nutrição parenteral.[30,31] Um estudo conduzido prospectivamente avaliou os resultados em 65 crianças submetidas a TCTH alogênico e que receberam suporte enteral a partir do segundo dia de transplante, e foram comparadas com crianças que receberam suporte parenteral. O grupo de suporte enteral apresentou recuperação plaquetária (p = 0,01) e desospitalização (p < 0,001) mais precoces, enquanto no grupo de nutrição parenteral notou-se até um aumento na incidência de DECH (p = 0,004).[30] Um outro estudo analisou comparativamente 56 pacientes adultos submetidos ao TCTH alogênico, que receberam nutrição parenteral ou enteral como suporte nutricional, quando necessário. O grupo que recebeu nutrição enteral foi associado a menor tempo de duração da febre (2 *versus* 5 dias; p < 0,01), redução na necessidade de uso de antifúngicos (7 *versus* 17 pacientes; p < 0,01), uma menor taxa de substituição da linha venosa (9 *versus* 3 pacientes; p = 0,051) e menor transferência para terapia intensiva (2 *versus* 8 pacientes; p = 0,036); porém, a taxa de mortalidade foi a mesma entre os grupos (14%).[32]

Mediante as atuais evidências, já é consenso entre os especialistas que a nutrição parenteral deve ser empregada somente quando o paciente é intolerante a enteral, até por ser um método passível de complicações graves, como infecções e distúrbios metabólicos, além de ser uma terapia cara[33] e, portanto, deve ser resguardada como terapia de segunda linha, ou ser empregada em situações especiais, como nos casos de DECH intestinal que curse com grave disfunção absortiva.

≡ Manejo nutricional das complicações digestivas

O paciente submetido ao TCTH é um candidato à desnutrição em potencial. Um dos motivos está relacionado com a toxicidade dos quimioterápicos utilizados durante a fase de condicionamento, até a pega ou recuperação medular, que resultam no decréscimo da ingestão oral (Tabela 10.2).[34]

Tabela 10.2
Efeitos tóxicos mais comuns dos principais agentes quimioterápicos utilizados no TCTH.

Droga	Efeitos tóxicos relacionados com a nutrição
Carboplatina	Leucopenia, anemia, trombocitopenia, náuseas, vômitos, nefrotoxicidade, constipação, diarreia, anorexia
Ciclofosfamida	Mielodepressão, anorexia, náuseas, vômitos, estomatite, mucosite, colite, nefrotoxicidade, cardiotoxicidade, hepatotoxicidade
Ifosfamida	Mielodepressão, náuseas, vômitos, anorexia, mucosite, nefrotoxicidade, cardiotoxicidade, hepatotoxicidade
Carmustina	Mielodepressão tardia e cumulativa, náuseas, vômitos, anorexia, estomatite, nefrotoxicidade
Etoposida	Mielodepressão, diarreia, vômitos, náuseas, anorexia, mucosite, hepatotoxicidade

Fonte: Adaptada de ASPEN, 2009.[34]

A toxicidade dos quimioterápicos pode gerar complicações, como a mucosite, xerostomia, disgeusia, disfagia, odinofagia, náuseas, vômitos, constipação intestinal, diarreia, anorexia, anemia, entre outros, que têm o potencial de depreciar o estado nutricional do paciente, impactando na resposta ao tratamento. As células do epitélio oral são as primeiras a serem atingidas pela terapia antineoplásica em razão da sua alta taxa de proliferação. Essas complicações orais impactam diretamente no estado nutricional, pois contribuem para a diminuição da ingestão alimentar. A Tabela 10.3 apresenta as complicações nutricionais mais frequentes e as recomendações de manejo nutricional no TCTH.

Tabela 10.3
Manifestações gastrointestinais mais frequentes no TCTH e as recomendações nutricionais.

Complicações	Recomendações nutricionais
Anorexia	• Aumentar o fracionamento das refeições • Aumentar a densidade calórica das preparações • Conscientizar o paciente da necessidade de comer • Aumentar consumo de lanches calóricos • Optar por líquidos mais calóricos • Aumentar o consumo de alimentos que são mais aceitos • Acrescentar suplemento nutricional hipercalórico e hiperproteico
Alteração de paladar	• Ressaltar o sabor dos alimentos com a utilização de condimentos e especiarias • Consumir frutas cítricas • Ingerir os alimentos em temperaturas que variam de morna a fria • Evitar a oferta de carne vermelha, bem como suplementos ricos em ferro, pois podem potencializar o desenvolvimento de gosto metálico nos alimentos quando for utilizado quimioterápicos derivados de platinum (cisplatina, carboplatina e oxaliplatina)
Xerostomia	• Ingerir pequenas quantidades de líquidos frequentemente • Utilizar saliva artificial • Estimular consumo de balas mentosas ou de limão (avaliar condição da cavidade oral, alimentos ácidos estimulam salivação) • Ofertar dietas úmidas (preparações com molhos, sopas, caldos)
Náuseas e vômitos	• Adaptar a dieta de acordo com tolerância alimentar do paciente (preparações leves) • Substituir os alimentos que lhe causam desconforto • Evitar contato no momento do preparado dos alimentos, pois o odor da preparação pode acentuar os sintomas • Fazer as refeições em decúbito elevado (sentado ou semideitado, com cabeceira da cama elevada), mastigando bem os alimentos • Evitar alimentos muitos doces, gordurosos • Preferir alimentos gelados/frios • Evitar líquidos quentes quando estiver com náuseas • Manter adequada higiene oral • Preferir fazer as refeições em local arejado, evitando locais quentes e abafados
Mucosite, estomatite, odinofagia	• Antes das refeições providenciar alívio da dor • Evitar o consumo de alimentos irritantes da mucosa oral (bebidas gaseificadas, alimentos ácidos, alimentos secos/duros) • Preferir alimentos em temperatura ambiente, evitar extremos entre gelado e quente • Modificar a consistência da dieta ofertada de acordo com o grau de comprometimento da mucosa oral (dieta branda, pastosa, cremosa, líquida) • Associação de terapia nutricional oral, enteral ou parenteral, de acordo com a gravidade e condição clínica do paciente
Dificuldade de deglutição e mastigação	• Encaminhar para avaliação fonoaudiológica • Adaptar a consistência da dieta de acordo com conduta fonoaudiológica • Utilizar espessantes para ingestão de líquidos finos • Cuidar da apresentação da dieta para estimular a aceitação
Diarreia	• Controlar ingestão de lactose • Controlar a ingestão de sacarose • Controlar a ingestão de alimentos gordurosos e com características laxativas • Limitar a ingestão de alimentos ricos em fibras insolúveis ou laxativos • Considerar a inclusão de módulos simbióticos ou probióticos • Aumentar a ingestão de líquidos para reidratação • Usar bebidas que promovam reposição de eletrólitos, como água de coco ou isotônicos

(Continua)

Tabela 10.3 (Continuação)
Manifestações gastrointestinais mais frequentes no TCTH e as recomendações nutricionais.

Complicações	Recomendações nutricionais
Obstipação intestinal	• Aumentar a ingestão de líquidos • Incluir módulo de fibras solúveis e insolúveis • Incluir alimentos integrais: grãos, arroz integral, macarrão integral, farelo de trigo, farelo de aveia, farinha de linhaça, quinoa em flocos • Consumir leguminosas: feijão, lentilha, ervilha, grão de bico, soja • Preferir frutas frescas (priorizar higienização correta) • Ingerir hortaliças (preferencialmente cozidas) • Beber sucos com propriedades laxantes (mamão, laranja e ameixa)
Má absorção	• Iniciar terapia nutricional (oral, enteral e/ou parenteral) • Aumentar o fracionamento das refeições • Preferir alimentos ricos em fibra solúvel • Restringir o uso de sacarose • Preferir o uso de triglicérides de cadeia média
Hiperglicemia	• Diminuir a oferta de carboidratos • Suplementar cromo • Controlar rigorosamente a glicemia

Fonte: Modificada de Waitzberg, 2017.[8]

≡ Cuidados nutricionais com o idoso submetido ao TCTH

O número de pacientes candidatos ao TCTH tem aumentado consideravelmente, provavelmente em virtude da melhora da expectativa de vida associada ao diagnóstico mais precoce e maior acesso aos serviços de saúde. Com o surgimento de esquemas de condicionamento menos tóxicos, os não mieloablativos, e o reconhecimento da importância das terapias de suporte, cada vez mais indivíduos idosos passaram a ser candidatos ao TCTH.

Na última década, vêm sendo descritos cada vez mais dados sobre segurança e eficácia desse procedimento em idosos.[35] A idade dos pacientes não é mais considerada como fator impeditivo para o TCTH, tornando-se mais relevante a análise de índice de comorbidades e a de funcionalidade, que refletem a idade fisiológica ao invés da idade cronológica.[36,37]

O TCTH com condicionamento de intensidade reduzida e/ou não mieloablativo diminui a toxicidade aguda do transplante, permitindo que uma sobrevida longa sem doença possa ser alcançada em pacientes idosos, mesmo nas idades acima de 70 anos.

Um aspecto importante é o uso crescente de índices de comorbidades na avaliação pré-transplante, que permitem predizer a sobrevida global dos pacientes e mortalidade relacionadas com o transplante. Esses índices, juntamente com avaliação funcional, a exemplo do índice de Karnofsky, são instrumentos importantes na avaliação inicial, podendo, inclusive, contraindicar o TCTH.[38] No entanto, a maioria dos trabalhos mostram que esses índices são insuficientes e ferramentas que permitem um prognóstico mais acurado se fazem necessárias. Uma delas é a Avaliação Geriátrica Ampla (AGA), que mostrou ser um fator prognóstico independente na sobrevida global de pacientes idosos.[39]

A tendência é que o número de idosos candidatos ao TCTH continue aumentando, considerando-se o envelhecimento populacional e o aumento do número de idosos diagnosticados com doenças onco-hematológicas. Sendo assim, é importante definir quais idosos realmente teriam condições de tolerar o procedimento e quais se beneficiariam de um tratamento menos intensivo e, ainda, quais as principais variáveis que poderiam predizer melhor ou pior prognóstico e auxiliar nessa decisão.

■ Estado nutricional do idoso submetido ao TCTH

Apesar do envelhecimento não estar necessariamente vinculado a doenças e incapacidades, diversas condições relacionadas com a senescência nas dimensões física, cognitiva e social, contribuem para uma maior susceptibilidade desses indivíduos às manifestações adversas na saúde, aumentando o risco de desnutrição.[40,41]

No envelhecimento é comum o aumento de peso à custa de gordura corporal e perda de massa muscular.[42] Nos idosos há também um aumento da prevalência de sarcopenia. Estudos demonstram que os idosos apresentam maior risco de toxicidade à quimioterapia em comparação aos adultos jovens, fato atribuído à redução de massa muscular.[43] Assim, para decidir melhor sobre o tratamento de cada paciente e evitar efeitos adversos graves, é importante identificar aqueles idosos que estão em risco nutricional e piora do *status* funcional.[44]

A avaliação nutricional dos idosos antes e durante o TCTH poderia selecionar aqueles que necessitam de intervenção nutricional precoce, prevenir complicações e, consequentemente, reduzir o tempo de internação hospitalar e aumentar a sobrevida.[38]

■ Suporte nutricional no idoso submetido ao TCTH

Os pacientes idosos e com risco nutricional prévio submetidos ao TCTH rotineiramente necessitam de terapia nutricional individualizada e otimizada, devendo ser iniciada imediatamente desde o pré-TCTH, em especial na vigência de desnutrição.

O suporte nutricional durante o TCTH tem como objetivo manter ou melhorar o estado nutricional, fornecer substrato de maneira adequada para recuperação hematopoiética e do sistema imune, além de minimizar as consequências do regime de condicionamento.[45]

As diretrizes não fazem distinção entre terapia nutricional entre adultos e idosos. De modo geral, o primeiro modo de apoio nutricional deve ser o aconselhamento do paciente, a fim de auxiliar no manejo dos efeitos adversos do tratamento com consequente adequação da dieta com alimentos de melhor tolerância.

Para investigar o perfil nutricional desses idosos antes e depois do TCTH e explorar métodos ótimos para avaliar o estado nutricional, existem quatro principais ferramentas de rastreamento, incluindo o Nutrition Risk Screening 2002 (NRS 2002), Miniavaliação Nutricional (MAN), Avaliação Subjetiva Global (SGA) e Malnutrition Universal Screening Tools (MUST), que, em conjunto com medidas corporais, podem examinar e avaliar extensivamente os riscos e o estado nutricional de idosos que receberam TCTH.[46] Nesses pacientes, a ferramenta mais utilizada é a MAN.

Em razão das limitações dos métodos existentes para avaliação nutricional, a adoção de métodos práticos, de baixo custo e que manipulem o mínimo possível os pacientes submetidos ao TCTH são muito importantes.

Em resumo, nenhum método de avaliação nutricional, antropométrico ou bioquímico, é livre de falhas e/ou contraindicações. Cada centro deve pesquisar e identificar o método mais adequado para sua realidade, evitando-se, assim, o excesso de manipulação desses pacientes. Sugere-se, portanto, a utilização de um método de medição de massa corporal, dobras cutâneas ou bioimpedância, e com intervalos maiores, quinzenalmente, visto que a diminuição do número de avaliações não prejudica a evolução do paciente.

■ Avaliação da composição corporal em idosos submetidos ao TCTH

No TCTH, a composição corporal tem sido estudada e tem apresentado importantes correlações com as complicações e com a sobrevida; no entanto, ainda há poucos estudos para a população idosa submetida ao TCTH.[24,26]

O TCTH alogênico apresenta a maior parte das alterações da composição corporal nos adultos; porém, nos idosos, mesmo o transplante autólogo pode associar-se a perdas de massa muscular, principalmente quando o paciente já apresenta depleção muscular no início do procedimento, mostrando que a população idosa submetida ao TCTH apresenta peculiaridades em relação à composição corporal.[47]

Os métodos de avaliação da composição corporal, em sua maioria, já foram descritos previamente neste capítulo. Sendo assim, será abordado o uso do ultrassom (US), como ferramenta para avaliação de composição corporal no idoso.

É um método que permite a avaliação de sarcopenia e é mais prático e de baixo custo em relação à tomografia. Alguns estudos utilizam a espessura do quadríceps femoral e a avaliação da ecogenicidade, que reflete a quantidade de fibras musculares, para avaliar sarcopenia em pacientes idosos.[48] Além disso, a US permite a avaliação da gordura visceral, que é um fator prognóstico no TCTH.[49]

Infelizmente, essa avaliação ainda não é uma prática regular nos serviços brasileiros de TCTH; porém, nos pacientes idosos, pode aprimorar a terapia nutricional em todas as fases do TCTH, melhorando o prognóstico desses pacientes. Dentre todos os métodos para avaliação de composição corporal, o serviço deve escolher aquele que é mais prático e com melhor custo-benefício para os pacientes. O importante é tornar essa avaliação um instrumento regular da avaliação nutricional e geriátrica.

☰ Nutrição no cuidado paliativo em TCTH

Segundo a Organização Mundial da Saúde (OMS), o cuidado paliativo (CP) é a abordagem que promove qualidade de vida aos pacientes e familiares que enfrentam problemas associados a doenças ameaçadoras da vida, através da prevenção e do alívio do sofrimento, por meio de identificação precoce, avaliação e tratamento da dor e outros problemas de natureza física, psicossocial e espiritual.[50]

Englobar o CP ao TCTH ainda é um desafio e uma novidade entre os centros de TCTH do mundo todo. A implementação do programa de CP precocemente ao TCTH, não apenas nas condições anteriormente citadas, ocasiona melhora da qualidade de vida, dos índices de ansiedade e depressão e do custo-benefício do tratamento, uma vez que permite melhor controle dos sintomas físicos e emocionais durante todo o processo.[51]

Do ponto de vista nutricional, os sintomas e complicações, como dor, mucosite, depressão, náusea, perda de apetite e fadiga, tão comuns do TCTH, afetam diretamente a aceitação oral do paciente e apresentam melhora, quando a equipe do CP está envolvida.[52]

O objetivo da terapia nutricional em CP pode ser o de aumentar a longevidade em algumas situações, mas deve sempre estar focado em promover qualidade de vida.

O comportamento e a memória alimentar estão associados a crenças e hábitos alimentares com base na cultura e tradição familiar e a simbolismos de prosperidade, saúde, força, amor, cuidado e carinho. As memórias de paladar, sabor, textura e cheiro dos alimentos estão associadas a atividades e eventos importantes. Portanto, o alimento tem uma significação que vai muito além de suprir as necessidades fisiológicas.[50]

☰ Doença do enxerto contra hospedeiro

A doença do enxerto contra hospedeiro (DECH) é uma complicação muito frequente entre os pacientes que receberam transplante de medula óssea, podendo aparecer em até 60% deles após 100 dias de transplante, e, além de elevar a mortalidade, também compromete sobremaneira a qualidade de vida desses pacientes. O mecanismo consiste na ativação das células T que reconhecem os antígenos do hospedeiro como não próprios, o que desencadeia uma reação autoimune nos órgãos do receptor do transplante.[53]

Pode ser classificada em aguda e crônica, com diferenças significativas quanto à magnitude das manifestações clínicas. Em termos práticos, a DECH aguda pode aparecer mais frequentemente antes dos 100 primeiros dias de transplante, e está mais relacionada com manifestações cutâneas, gastrintestinais e hepáticas. Nessa fase, o paciente pode apresentar náuseas, vômitos, diarreia profusa, alterações das enzimas biliares e exantema maculopapular que se estende principalmente na região palmo-plantar. Já na DECH crônica aparecem mais lesões ulcerativas em mucosas, e danos sistêmicos e pulmonares.[54,55] Porém, ambas são caracterizadas, clinicamente, por uma desordem multissistêmica de origem aloimune, acarretando em disfunção de qualquer órgão ou sistema corporal (pele, olhos, trato digestório etc.); porém, a manifestação de maior relevância nutricional seria o envolvimento do trato digestivo pela DECH.

■ DECH de trato digestivo

Uma vez diagnosticado o DECH, é importante iniciar uma avaliação do grau de acometimento do trato digestivo pela doença, além de outros fatores agravantes do perfil nutricional, como os efeitos adversos do tratamento, infecções, ressecções cirúrgicas etc. As manifestações clínicas (diarreia, vômitos, enterorragias, disfagia) são muito diversas e pouco específicas para o acometimento intestinal, podendo ser fator de confusão com outros eventos associados ao transplante. Em termos gerais, enquanto o trato digestivo está patente, a rota oral/enteral é sempre preferível; porém, não é raro que o paciente apresente intolerância, perda de peso e frequentemente necessite de nutrição parenteral.[56]

A incidência de DECH em trato gastrointestinal (TGI) é da ordem de 10 a 60%,[57] e nele ocorre um ataque das células T do doador contra células endoteliais da mucosa do TGI do receptor. Consequentemente, os pacientes podem apresentar os mais diversos sintomas, como diarreia, vômitos, redução da ingestão alimentar, perda muscular e por fim, desnutrição. Com frequência ocorre má absorção de nutrientes; porém, a magnitude dessa perda fecal geralmente é desconhecida ou muito difícil de ser estimada.[58] Um pequeno estudo procurou estimar a magnitude da perda de nutrientes fecais com base na análise das fezes de oito pacientes com DECH intestinal. O método classificou como "moderada má absorção" para presença lipídica nas fezes da ordem de 75 a 85% do ingerido, e como "má absorção grave" quando estava acima de 85%. Os resultados mostraram que pelo menos 50% dos pacientes apresentavam algum tipo de má absorção, além de haver uma correlação positiva (r = 0,78; p < 0,001) entre volume de perda de fezes e a perda de energia, e uma correlação negativa entre volume de fezes e capacidade absortiva intestinal (r = –0,76; p = 0,001). Ao mesmo tempo, as necessidades calóricas foram aferidas por calorimetria indireta e notou-se que as necessidades eram as mesmas entre os indivíduos saudáveis e com DECH.

Portanto, nesses casos, é evidente a necessidade do uso de nutrição parenteral para manter um balanço energético positivo nesses pacientes com déficit absortivo.

■ Suporte nutricional na DECH

Quanto ao estado nutricional na DECH, a incidência de desnutrição varia de 10 a 43%[59] e o tratamento com corticoides está associado a um declínio maior na massa magra.[60]

Zauner e colaboradores[61] investigaram o gasto energético em repouso e o substrato de oxidação em 13 pacientes com DECH crônica – o peso foi bem menor do que o peso antes do TMO alogênico (diferença média de 10 kg, p < 0,005) e o gasto energético de repouso medido por calorimetria demonstrou ser maior que os controles (21,8 ± 3.1 kcal/kg no grupo estudado *versus* 19.9 ± 3 kcal/kg no grupo-controle com p < 0,05; um quociente respiratório de 0,79 ± 0,04 *versus* 0,86 ± 0,04 no grupo-controle com p < 0,005).[61] Portanto, além da maior perda de peso e maior gasto energético, apresentam, ainda, uma alteração no substrato de oxidação entre gorduras e carboidratos.

A despeito da maioria dos dados serem provenientes de pequenos estudos retrospectivos, eles indicam que a desnutrição e grande perda de peso frequentemente ocorre na DECH, e que a perda de massa magra ainda é agravada pelo uso de corticoides, dados correlacionando os sintomas com a perda de peso carecem de maiores estudos e dados mais consistentes.

A diarreia é um sintoma muito frequente, mas dados a associando com perda de peso ainda são inconsistentes. Porém, os mecanismos de diarreia são complexos e multifatoriais, incluem atrofia das vilosidades, ulcerações de mucosa, disfunção secretória, fatores osmóticos, insuficiência pancreática e efeitos adversos de medicações. As características são muito variadas podendo ser esverdeadas, mucoides, aquosas com perda acima de 2 L ao dia. Nesse caso, o paciente sofre desidratação, perda de eletrólitos, proteínas e gorduras. A prevalência de diarreia moderada nos pacientes portadores de DECH crônica, ou seja, presença de diarreia com volume de 500 mL a 1 L ao dia ou evacuações de 3 a 5 vezes ao dia, pode chegar a 39%, e a diarreia grave (perdas acima de 1 L ou mais de 5 evacuações ao dia) chega a 48%.[62]

Porém, a perda de proteínas tem também uma prevalência elevada entre esses pacientes, principalmente quando investigado pela dosagem de alfa 1-antitripsina fecal em amostras de 24 horas de fezes. Papadopoulou e colaboradores[63] observaram que a enteropatia perdedora de proteínas chega a 91% dos pacientes com diarreia após o TMO alogênico, e é mais grave nos portadores de DECH.

Má absorção também pode ocorrer no contexto de DECH em razão de insuficiência hepática e pancreática exócrina. A pancreatite pode ocorrer em razão do emprego de drogas como azatioprina, ciclosporina e L-asparaginase. O paciente desenvolve síndrome diarreica com esteatorreia, flatulência, dor e distensão abdominal, em decorrência da deficiência de enzimas digestivas, como lipases, proteases e carboidrases. A excreção de lipídios nas fezes ocorre em até 5 a 8% dos pacientes com DECH intestinal. Em alguns casos, foi relatado atrofia pancreática.[64] Nesses pacientes, está indicado o uso de medicamentos contendo enzimas pancreáticas, principalmente quando há perda de peso intensa e/ou quando a excreção fecal exceder 15 g/dia em aspecto esteatorreico. Estudos recentes apontam para a citrulina plasmática como bom marcador biológico de disfunção do enterócito após TMO alogênico; porém, mais evidências são necessárias para indicar seu emprego rotineiro na prática clínica.

Muitos dos problemas e sintomas relatados até aqui podem comprometer a tolerância a oferta de dieta enteral, o que prontamente viabilizaria a indicação de nutrição parenteral; no entanto, ainda há um debate na literatura se essa seria a melhor opção. Há evidência apontando que, caso a nutrição enteral seja factível e tolerada, pode trazer benefícios quanto à manutenção da barreira mucosa, da função digestiva e portanto, prevenção da translocação bacteriana. Apesar da pouca força dos trabalhos, pequeno estudo mostrou que os pacientes sob TMO alogênico que receberam nutrição enteral desenvolveram menor incidência de DECH intestinal, e ainda mostraram benefício de alongar a sobrevida.

Na fase aguda da diarreia, cerca de mais de 1 L pode ser evacuado, e o jejum pode, então, aliviar os sintomas do pacientes e a nutrição parenteral acaba sendo o único meio de fornecer suporte nutricional. Conforme os sintomas vão melhorando, e a diarreia aliviando, os alimentos vão sendo introduzidos aos poucos, e é comum notar que alguns alimentos são mais bem tolerados que outros. Alguns consensos já recomendam cardápios específicos para DECH, como retirada de lactose, gorduras e irritantes intestinais, fibras e itens ácidos, e que os alimentos sejam introduzidos gradativamente.

Em alguns pacientes, a taxa metabólica basal pode estar elevada, e isso se deve, em parte, pela liberação de mediadores inflamatórios, como TNF-alfa, IL-1 e IL-6; ou ao desequilíbrio entre norepinefrina e glucagon. Porém, dados de composição corporal ainda são pouco documentados.[65] Quanto à oferta de proteínas, especialistas recomendam ingerir o proposto para outras enfermidades; porém, com o adicional de que os pacientes portadores de DECH ainda experimentam uma perda de proteínas via trato digestivo, e, portanto, elevam a recomendação para 1,8 a 2,5 g/kg.[66] Além disso, não é raro que esses pacientes apresentem depleção de vitaminas, principalmente as lipossolúveis, no caso de má absorção, principalmente vitamina D, zinco, magnésio e ferro.

Já é bem documentado a deficiência de vitamina D que ocorre após o TMO alogênico, assim como a perda de densidade óssea, e que são mais graves nos pacientes portadores de DECH concomitante.[65,67] Um pequeno estudo em 67 crianças tratadas para DECH crônico encontrou um elevado percentual de deficiência de vitamina D (80,7%).[68] Outro pequeno estudo revelou uma significativa redução nos níveis séricos de 25(OH)D3 mais do que 1,25(OH2)D3 em pacientes com DECH graus 3 e 4. Portanto, pode haver ainda uma deficiência de transformação dessa hidroxivitamina nos rins ou fígado.[69] Uma suplementação de vitamina D e cálcio seria, então, justificada para reduzir a perda óssea e manter os níveis séricos de colecalciferol em patamares estáveis.

O zinco também pode ter seus níveis séricos afetados por conta das perdas exageradas pela diarreia e má absorção. Esse mineral exerce a importante função de manter a integridade das mucosas e, principalmente, das papilas gustativas após quimioterapia. Apesar de ser divergente entre os especialistas, a suplementação de zinco poderia tratar a disgeusia após quimioterapia e radioterapia.[70]

O ácido graxo ômega-3 (ácido eicosapentaenoico) tem a propriedade de fazer *down regulation* na resposta inflamatória, por alterar a estruturação da membrana celular. Até o momento, poucos estudos foram realizados para provar seu potencial benefício, mas pequenos estudos apontam que a suplementação de ácido eicosapentaenoico durante o TCTH foi associado à redução da liberação de citocinas inflamatórias (IL-10, TNF-alfa, e INF-gama) e redução da disfunção endotelial.[71]

Em resumo, a DECH de trato digestivo, pincipalmente quando acomete o intestino, gera um quadro clínico muito dramático com sérias consequências nutricionais, e as evidências sobre a melhor estratégia para enfrentá-la ainda são escassas na literatura. Portanto, algumas recomendações são necessárias, como manter um monitoramento constante sobre o estado nutricional; tentar manter alimentação via oral e enteral, se o trato digestivo permitir como meio de prevenir a atrofia da mucosa; reservar a nutrição parenteral para os casos em que há intolerância a nutrição enteral/oral e/ou na presença de má absorção intestinal grave; monitorar e dosar micronutrientes, principalmente zinco, vitamina B12, 25OH vitamina D e magnésio. A segurança e eficácia de alguns micronutrientes (arginina, glutamina, ômega 3) ainda não estão evidenciadas na literatura. Em termos práticos, o tempo ótimo para início de dieta enteral não está definido, deve, portanto, ser decidido a partir do julgamento clínico pela quantificação da intensidade da falência intestinal.

≡ Referências

1. Wingard JR, Vogelsang GB. Stem cell transplantation: supportive care and long-term complications. Am Soc Hematol. 2002;422-44.

2. Passweg JR, Halter J, Bucher C, Gerull S, Heim D, Rovó A et al. Hematopoietic stem cell transplantation: A review and recommendations for follow-up care for the general practitioner. Swiss Med Wkly. 2012;142(October):1-15.

3. Instituto Nacional de Câncer José Alencar Gomes da Silva (INCA). [cited May 2019]. Available from: http://www1.inca.gov.br/inca/Arquivos/comunicacao/posicionamento_inca_sobrepeso_obesidade_2017.pdf.

4. Li S, Chen L, Jin W, Ma X, Ma Y, Dong F et al. Influence of body mass index on incidence and prognosis of acute myeloid leukemia and acute promyelocytic leukemia: A meta-analysis. Sci Rep. 2017;7(1):17998.

5. Morishita S, Kaida K, Tanaka T. Prevalence of sarcopenia and relevance of body composition, physiological function, fatigue, and health-related quality of life in patients before allogeneic hematopoietic stem cell transplantation. Support Care Cancer. 2012;3161-8.

6. Liu P, Wang B, Yan X, Cai J, Wang Y. Comprehensive evaluation of nutritional status before and after hematopoietic stem cell transplantation in 170 pa-

tients with hematological diseases. Chin J Cancer Res. 2016;28(6):626-33.

7. Urbain P, Birlinger J, Ihorst G. Body mass index and bioelectrical impedance phase angle as potentially modifiable nutritional markers are independent risk factors for outcome in allogeneic hematopoietic cell transplantation. Ann Hematol. 2013;92:111-9.

8. Waitzberg DL. Nutrição oral, enteral e parenteral na prática clínica. 5. ed. São Paulo: Atheneu; 2017. p.2234-42.

9. Pereira AZ, Victor ES, Vidal Campregher P, Piovacari SMF, Bernardo Barban JS, Pedreira WL et al. High body mass index among patients undergoing hematopoietic stem cell transplantation: results of a cross-sectional evaluation of nutritional status in a private hospital. Nutr Hosp. 2015;32(6):2874-9.

10. Waltrath M, Bacon C, Foley S. Gastrointestinal side effects and adequacy of enteral intake in hematopoietic stem cell transplant patients. Nutr Clin Pr. 2015;30(2):305-10.

11. Bay J, Dendoncker C, Angeli M, Biot T, Chikhi M, Combal C et al. Prise en charge nutritionnelle des patients hospitalisés pour allogreffe de CSH: recommandations de la Société francophone de greffe de moelle et de thérapie cellulaire. Bull Cancer. 2016;103(11):S201-6.

12. Sivgin S, Baldane S, Ozenmis T, Keklik M, Kaynar L, Kurnaz F et al. The impact of pretransplant hypoalbuminemia on survival in patients with leukemia who underwent allogeneic hematopoietic stem cell transplantation (alloHSCT): a nutritional problem? Transplant Proc. 2013;3371-4.

13. Ladas EJ, Sacks N, Meacham L, Henry D, Enriquez L, Hawkes R et al. Invited review a multidisciplinary review of nutrition considerations in the pediatric oncology population: a perspective from children's oncology group. Nutr Clin Pract. 2005;377-93.

14. Hadjibabaie M, Tabeefar H, Alimoghaddam K, Iravani M, Eslami K. The relationship between body mass index and outcomes in leukemic patients undergoing allogeneic hematopoietic stem cell transplantation. Clin Transplant. 2012;149-55.

15. Gómez-Candela C, Luengo LM, Cos AI, Martínez-Roque V, Iglesias C, Zamora P et al. Valoración global subjetiva en el paciente neoplásico. Nutr Hosp. 2003;353-7.

16. Fearon K, Strasser F, Anker SD, Bosaeus IB, Bruera E, Fainsinger RL et al. Definition and classification of cancer cachexia: an international consensus. Lancet Oncol. 2011;12(5):489-95.

17. August D, Huhmann M. ASPEN clinical guidelines: Nutrition support therapy during adult anticancer

treatment and in hematopoietic cell transplantation. J Parent Ent Nutr. 2009;33(5):472-500.

18. Bozzetti F, Arends J, Lundholm K, Micklewright A, Zurcher G, Muscaritoli M. ESPEN Guidelines on parenteral nutrition: non-surgical oncology. Clin Nutr. 2009 Aug;28(4):445-54.

19. Arends J, Bachmann P, Baracos V, Barthelemy N, Bertz H, Bozzetti F et al. ESPEN Guidelines on nutrition in cancer patients. Clin Nutr. 2017;36:11-48.

20. Aoyama T, Imataki O, Mori K, Yoshitsugu KFM, Okamura I et al. Nutritional risk in allogeneic stem cell transplantation: rationale for a tailored nutritional pathway. Ann Hematol. 2017;617-25.

21. Monteiro RSC, Cunha TRL, Santos MEN, Mendonça SS. Estimativa de peso, altura e índice de massa corporal em adultos e idosos americanos: revisão. Rev Ciência e Saúde. 2009;20:341-50.

22. Humphreys J, De la Maza P, Hirsch S, Barrera G, Gattas V, Bunout D. Muscle strength as a predictor of loss of functional status in hospitalized patients. Nutrition. 2002;18(7-8):616-20.

23. Instituto Nacional de Câncer José Alencar Gomes da Silva (INCA). 2. ed. Rio de Janeiro: INCA; 2015. 186 p.

24. Kyle U, Chalandon Y, Miralbell R, Karsegard V, Hans D, Trombetti A et al. Longitudinal follow-up of body composition in hematopoietic stem cell transplant patients. Bone Marrow Transplant. 2005;35:1171-7.

25. Norman K, Stobäus N, Gonzalez MC, Schulzke JD, Pirlich M. Hand grip strength: outcome predictor and marker of nutritional status. Clin Nutr. 2011;30(2):135-42.

26. Chughtai K, Song Y, Zhang P, Derstine B, Gatza E, Friedman J et al. Analytic morphomics: a novel CT imaging approach to quantify adipose tissue and muscle composition in allogeneic hematopoietic cell transplantation. Bone Marrow Transplant. 2016;51(3):446-50.

27. Strasser EM, Draskovits T, Praschak M, Quittan M, Graf A. Association between ultrasound measurements of muscle thickness, pennation angle, echogenicity and skeletal muscle strength in the elderly. Age (Omaha). 2013;35(6):2377-88.

28. Batsis J, Barre LK, Mackenzie T, Pratt SI, Lopez-Jimenez F, Bartels SJ. Variation in the prevalence of sarcopenia and sarcopenic obesity in older adults associated with different research definitions: Dual-energy X-ray absorptiometry data from the National Health and Nutrition Examination Survey 1999-2004. J Am Geriatr Soc. 2013; 61(6):974-80.

29. Instituto Nacional de Câncer José Alencar Gomes da Silva (INCA). 2. ed. INCA. 2015. 186 p.

30. Azarnoush S, Bruno B, Beghin L, Guimber D, Nelken B, Yakoub-Agha I et al. Enteral nutrition:

a first option for nutritional support of children following allo-SCT? Bone Marrow Transplant. 2012;47(10):1191-5.

31. Hagiwara S, Mori T, Tuchiya H, Sato S, Higa M, Watahiki M et al. Multidisciplinary nutritional support for autologous hematopoietic stem cell transplantation: A cost-benefit analysis. Nutrition. 2011;1-6.

32. Guièze R, Lemal R, Cabrespine A, Hermet E, Tournilhac O, Combal C et al. Enteral versus parenteral nutritional support in allogeneic haematopoietic stem-cell transplantation. Clin Nutr. 2014;33(3):533-8.

33. Arfons L, Lazarus H. Total parenteral nutrition and hematopoietic stem cell transplantation: an expensive placebo? Bone Marrow Transplant. 2005;36:281-8.

34. August DA, Huhmann MB. A.S.P.E.N. clinical guidelines: nutrition support therapy during adult anticancer treatment and in hematopoietic cell transplantation. JPEN J Parenter Enteral Nutr. 2009;33(5):472-500.

35. Brunner AM, Kim HT, Coughlin E, Alyea EP, Armand P, Ballen KK et al. Outcomes in patients age 70 or older undergoing allogeneic hematopoietic stem cell transplantation for hematologic malignancies. Biol Blood Marrow Transplant. 2013;19(9):1374-80.

36. Popplewell LL, Forman SJ. Is there an upper age limit for bone marrow transplantation? Bone Marrow Transplant. 2002;29(4):277-84.

37. Kollman C, Howe CW, Anasetti C, Antin JH, Davies SM, Filipovich AH et al. Donor characteristics as risk factors in recipients after transplantation of bone marrow from unrelated donors: the effect of donor age. Blood. 2001;98(7):2043-51.

38. Sorror M, Storer B, Sandmaier BM, Maloney DG, Chauncey TR, Langston A et al. Hematopoietic cell transplantation-comorbidity index and Karnofsky performance status are independent predictors of morbidity and mortality after allogeneic non-myeloablative hematopoietic cell transplantation. Cancer. 2008;112(9):1992-2001.

39. Muffly LS, Kocherginsky M, Stock W, Chu Q, Bishop MR, Godley LA et al. Geriatric assessment to predict survival in older allogeneic hematopoietic cell transplantation recipients. Haematologica. 2014;99(8):1373-9.

40. Blanc-Bisson C, Fonck M, Rainfray M, Soubeyran P, Bourdel-Marchasson I. Undernutrition in elderly patients with cancer: Target for diagnosis and intervention. Crit Rev Oncol Hematol. 2008;67(3):243-54.

41. Soubeyran P, Fonck M, Blanc-Bisson C, Blanc J-FF, Ceccaldi J, Mertens C et al. Predictors of

early death risk in older patients treated with first-line chemotherapy for cancer. J Clin Oncol. 2012;30(15):1829-34.

42. von Haehling S, Morley JE, Anker SD. An overview of sarcopenia: Facts and numbers on prevalence and clinical impact. J Cachexia Sarcopenia Muscle. 2010;1(2):129-33.

43. Prado CMM, Baracos VE, Mccargar LJ, Reiman T, Mourtzakis M, Tonkin K et al. Cancer therapy: clinical sarcopenia as a determinant of chemotherapy toxicity and time to t umor progression in metastatic breast cancer patients receiving capecitabine treatment. 2009;15(13):2920-6.

44. Hurria A, Mohile S, Gajra A, Klepin H, Muss H, Chapman A et al. Validation of a prediction tool for chemotherapy toxicity in older adults with cancer. J Clin Oncol. 2016;34(20):2366-71.

45. Pinho N. Consenso Nacional de Nutrição Oncológica. INCA/ Ministério da Saúde;II:1-114.

46. Liu P, Zhang Z-F, Cai J-J, Wang B-S, Yan X. NRS2002 assesses nutritional status of leukemia patients undergoing hematopoietic stem cell transplantation. Chin J Cancer Res. 2012;24(4):299-303.

47. Greenfield DM, Boland E, Ezaydi Y, Ross RJ, Ahmedzai SH, Snowden JA; Late Effects Group. Endocrine, metabolic, nutritional and body composition abnormalities are common in advanced intensively-treated (transplanted) multiple myeloma. Bone Marrow Transpl. 2014;49:907-12.

48. Watanabe Y, Yamada Y, Fukumoto Y, Ishihara T, Yokoyama K, Yoshida T et al. Echo intensity obtained from ultrasonography images reflecting muscle strength in elderly men. Clin Interv Aging. 2013;8:993-8.

49. Wagner DR. Ultrasound as a tool to assess body fat. J Obes. 2013;2013:1-9.

50. Holmes S. Importance of nutrition in palliative care of patients with chronic disease. Nurs Stand (through 2013). 2010;25(1):48-56; quiz 58.

51. Velasquez A, Winters E. Palliative care intergration into an acute leukemia and bone marrow transplant program. Biol Blood Marrow Transplant. 2013;19(2):S220-1.

52. Chung HM, Lyckholm LJ, Smith TJ. Palliative care in BMT. Bone Marrow Transplant. 2009;43(4):265-73.

53. Carlson MJ, West ML, Coghill JM P, A, Blazar BR, Serody JS. In vitro differentiated TH17 cells mediate lethal acute graft-versushost disease with severe cutaneous and pulmonary pathology. Blood. 2018;113(6):1365-75.

54. Filipovich AH, Weisdorf D, Pavletic S, Socie G, Wingard JR, Lee SJ et al. National Institutes of Health Consensus Development Project on criteria for clinical trials in chronic graft-versus-host disease: I. diagnosis and staging working group report. Biol Blood Marrow Transplant. 2005;11(12):945-56.

55. Jagasia MH, Greinix HT, Arora M, Williams KM, Wolff D, Cowen EW et al. National Institutes of Health Consensus Development Project on criteria for clinical trials in chronic graftversus-host disease: I. The 2014 Diagnosis and Staging Working Group Report. Biol Blood Marrow Transpl. 2015;21(3):389-401.

56. Forchielli ML, Azzi N, Cadranel S, Paolucci G. Total parenteral nutrition in bone marrow transplant: what is the appropriate energy level? Oncology. 2003;64(1):7-13.

57. Roberts S, Thompson J. Graft-vs-host disease: nutrition therapy in a challenging condition. Nutr Clin Pr. 2005;20(4):440–50.

58. van der Meij BS, Wierdsma NJ, Janssen JJWM, Deutz NEP, Visser OJ. If the gut works, use it! But does the gut work in gastrointestinal GvHD? Bone Marrow Transplant. 2016;1-4.

59. Jacobsohn DA, Margolis J, Doherty J, Anders V, Vogelsang GB. Weight loss and malnutrition in patients with chronic graft-versus-host disease. Bone Marrow Transplant. 2002;29(3):231-6.

60. Lee HJ, Oran B, Saliba RM, Couriel DM, Shin K, Massey P et al. Steroid myopathy in patients with acute graft-versus-host disease treated with high-dose steroid therapy. Bone Marrow Transplant. 2006;38(4):299-303.

61. Zauner C, Rabitsch W, Schneeweiss B, Schiefermeier M, Greinix HT, Keil F et al. Energy and substrate metabolism in patients with chronic extensive graft-versus-host disease. Transplantation. 2001;71(4):524-8.

62. Akpek G, Chinratanalab W, Lee LA, Torbenson M, Hallick JP, Anders V et al. Gastrointestinal involvement in chronic graft-versus-host disease: A clinicopathologic study. Biol Blood Marrow Transplant. 2003;9(1):46-51.

63. Papadopoulou A, Lloyd DR, Williams MD, Darbyshire PJ, Booth IW. Gastrointestinal and nutritional sequelae of bone marrow transplantation. Arch Dis Child. 1996;75(3):208-13.

64. Nakasone H, Ito A, Endo H, Kida M, Koji I, Usuki K. Pancreatic atrophy is associated with gastrointestinal chronic GVHD following allogeneic PBSC transplantation. Bone Marrow Transplant. 2010;45(3):590-2.

65. Van Der Meij BS, De Graaf P, Wierdsma NJ, Langius JAE, Janssen JJWM, Van Leeuwen PAM et al. Nutritional support in patients with GVHD of the digestive tract: State of the art. Bone Marrow Transplant. 2013;48:474-82.

66. Schulman RC, Mechanick JI. Metabolic and nutrition support in the chronic critical illness syndrome. Respir Care. 2012;57(6):958-77.

67. Pereira AZ, Victor S, Bernardo J AA, Ribeiro F MJ et al. Acute graft-versus-host disease and serum levels of vitamin d in patients undergoing hematopoietic stem cell transplantation (HSCT). J Blood Disord Med. 2016;1-4.

68. Duncan CN, Vrooman L, Apfelbaum EM, Whitley K, Bechard L, Lehmann LE. 25-Hydroxy vitamin D deficiency following pediatric hematopoietic stem cell transplant. Biol Blood Marrow Transplant. 2011;17(5):749-53.

69. Kreutz M, Eissner G, Hahn J, Andreesen R, Drobnik W, Holler E. Variations in 1,25-dihydroxyvitamin D3 and 25-hydroxyvitamin D3 serum levels during allogeneic bone marrow transplantation. Bone Marrow Transplant. 2004;33(8):871-3.

70. Zabernigg A, Gamper E-M, Giesinger JM, Rumpold G, Kemmler G, Gattringer K et al. Taste alterations in cancer patients receiving chemotherapy: a neglected side effect? Oncologist. 2010;15(8):913-20.

71. Takatsuka H, Takemoto Y, Iwata N, Suehiro A, Hamano T, Okamoto T et al. Oral eicosapentaenoic acid for complications of bone marrow transplantation. Bone Marrow Transplant. 2001;28:769-74.

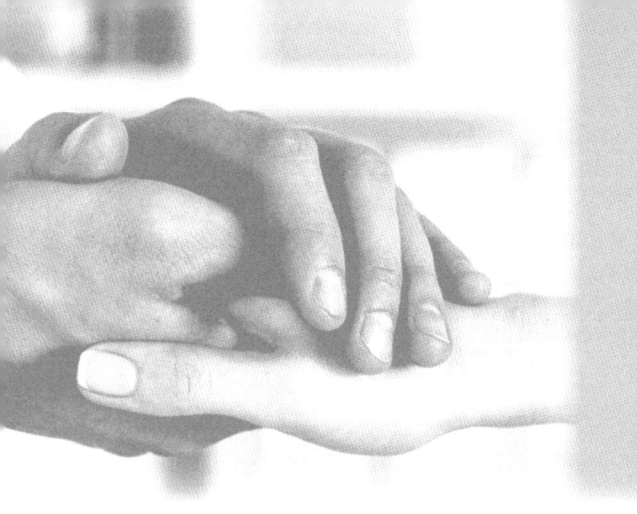

Capítulo 11

Polianna Mara Rodrigues de Souza

Andrea Pereira

Sandra Elisa Adami Batista Gonçalves

A nutrição clínica nos cuidados paliativos

☰ Introdução

A Organização Mundial de Saúde (OMS) define cuidados paliativos (CP) como uma abordagem que aprimora a qualidade de vida dos pacientes adultos e crianças e suas famílias que enfrentam problemas associados com doenças ameaçadoras da vida, através da prevenção e alívio do sofrimento, por meio de identificação precoce, avaliação correta e tratamento adequado da dor e de outros problemas de ordem física, psicossocial e espiritual.[1] Considerados pela OMS como direito humano universal, os CP afirmam a vida e entendem a morte como um processo natural que não necessita ser prolongado ou acelerado; integram os aspectos espirituais e psicológicos dos cuidados, oferecem suporte para o paciente viver o mais ativamente possível até o fim da vida, promovendo melhora da qualidade de vida e influenciando positivamente no curso da doença, além de oferecer suporte à família para conviver com a situação de doença, existindo cada vez mais evidências de que devem ser aplicados desde o início da doença, em conjunto com outras terapias que se destinam a prolongar a vida.[2,3]

Cada vez mais, os CP mostram-se necessários para uma ampla gama de patologias. A maioria dos adultos que necessitam de CP têm doenças crônicas, como doenças cardiovasculares (38,5%), câncer (34%), doenças respiratórias crônicas (10,3%), Aids (5,7%) e diabetes (4,6%). Muitas outras condições podem exigir cuidados paliativos, incluindo insuficiência renal, doença hepática crônica, esclerose múltipla, doença de Parkinson, artrite reumatoide, doença neurológica, demência, anomalias congênitas e tuberculose resistente aos medicamentos, entre outras.[4,5]

Estima-se que, anualmente, 40 milhões de pessoas no mundo necessitam de CP, no entanto, apenas cerca de 14% obtêm acesso a tais cuidados, e a tendência atual é de que a necessidade global de CP continue a crescer como resultado do aumento da prevalência de doenças crônicas não transmissíveis, decorrentes, em parte, do envelhecimento populacional. Acredita-se que a falta de treinamento e conscientização a respeito do tema entre profissionais de saúde seja uma importante barreira para a disponibilização adequada de CP, mas outras barreiras significativas devem ser superadas, como a ausência de políticas públicas eficientes; treinamento limitado dos profissionais de saúde e falta de acesso a medicamentos para alívio da dor e outros sintomas. No entanto, cada vez mais os estudos mostram que o CP iniciado de maneira precoce é capaz de reduzir custos em saúde, diminuir internações hospitalares e o uso de serviços de saúde, além de melhorar a qualidade de vida de pacientes e familiares.[4,5]

Qualidade de vida não é um conceito fácil de ser definido. É algo subjetivo, dinâmico, multidimensional e extremamente individual; no entanto, imagina-se que esteja relacionado com a saúde e não com a presença de doenças. A OMS conceitua qualidade de vida como a percepção do indivíduo em relação a sua posição na vida, no contexto da cultura e do sistema de valores em que vive, considerando seus objetivos, expectativas, padrões e interesses. Vários fatores podem influenciar a percepção de qualidade de vida, dentre eles estão a alimentação e a nutrição.[6,7]

A alimentação e a nutrição têm, sabidamente, papel essencial na promoção de saúde e na prevenção de doenças. Mas, para muito além disso, possuem conotações que se sobrepujam às necessidades fisiológicas. O comportamento e a memória alimentar estão associados a crenças, hábitos alimentares e tradições enraizados em valores culturais. Além disso, associam-se a simbolismos de prosperidade, saúde, força, amor e cuidado. As memórias de paladar, sabor, textura e cheiro dos alimentos podem remeter a atividades e eventos importantes da vida de uma pessoa, estando a alimentação intimamente relacionada com o estilo de vida e com a percepção de bem-estar dos indivíduos.[6,8]

O câncer é reconhecidamente uma doença de elevada incidência e prevalência que pode afetar indivíduos de qualquer faixa etária. A OMS estima que ocorram anualmente cerca de 14 milhões de novos casos e em torno de 8 milhões de mortes por câncer no mundo. No Brasil, estimativas do Instituto Nacional de Câncer José Alencar Gomes da Silva (INCA) apontaram que, para o biênio 2016/2017, haveria cerca de 600 mil casos novos de câncer. Em qualquer fase do tratamento do câncer, desde estágios iniciais até os mais avançados e finais, podem ocorrer importantes alterações do estado nutricional e numerosas perturbações no ato de se alimentar, o que pode gerar angústias e preocupações, uma vez que se sabe que a deterioração do estado nutricional pode modificar a resposta ao tratamento, colaborar para maiores reações adversas ao tratamento, além de poder interferir na sobrevida, nos níveis de atividade, na qualidade de vida e no tempo de hospitalização, quando esta é necessária.[3,6,7]

≡ Cuidados paliativos e nutrição

O manejo nutricional dos pacientes em CP é um importante componente do cuidado e deve estar presente não somente no cenário de doença avançada – quando se torna necessário manejar a anorexia, a caquexia e as suas consequências ou discutir conflitos éticos a respeito da manutenção ou retirada de nutrição e hidratação nas fases finais de vida –, mas sim desde os estágios iniciais da doença.[9,10] A nutrição, nesse cenário, pode ter papel preventivo (permitindo meios e vias de alimentação, buscando garantir as necessidades nutricionais na tentativa de melhorar ou preservar o peso e a composição corporal e mantendo hidratação satisfatória, possibilitando melhores condições de resposta aos tratamentos, além de permitir manutenção do prazer pela ingesta alimentar), pode ser de extrema serventia no controle de sintomas (sendo empregada para a redução da intensidade de efeitos adversos provocados pelos tratamentos, auxiliar na prevenção ou retardar o desenvolvimento da síndrome anorexia-caquexia e ajudar na ressignificação do alimento e do ato de se alimentar) e ter função terapêutica (modificações do estado metabólico e/ou nutricional mediante ajustes de balanço energético, oferta de micronutrientes, eletrólitos e reposição de alguma substância funcional que se mostre necessária).[6,8,10]

Não se pode esquecer que o ato de se alimentar está fortemente relacionado com usos, costumes e legado cultural de todos os povos, sendo considerado, além de um meio de subsistência, uma experiência que ajuda a promover prazer, conforto, comunicação e interação social; fazendo do alimento algo que desempenha papel central na vida das pessoas.[10]

Conforme o câncer progride, podem ocorrer diversas alterações, secundárias à doença e/ou ao seu tratamento, como inapetência, disgeusia, disfagia, xerostomia, redução da velocidade de esvaziamento gástrico, náuseas e vômitos e obstruções do trato gastrintestinal, dentre outras; reduzindo o apetite e a ingestão alimentar, com consequente perda ponderal e alterações de composição corporal que podem ocasionar desnutrição e caquexia.[6,8,11] Em situação de doença grave, o alimento pode acabar sendo mais notado pela sua ausência ou pelas dificuldades na sua ingestão do que pela sua presença e prazer proporcionado.[10]

Segundo o Consenso Nacional de Nutrição Oncológica (CNNO), do INCA, os objetivos do manejo nutricional em cuidados paliativos devem variar com o estágio da doença e mudar à medida que a doença progride, devendo ser reavaliados periodicamente, mas deverão sempre valorizar a importância de minimizar possíveis desconfortos causados pela alimentação, priorizando o prazer da ingesta alimentar, o conforto emocional, a redução de ansiedade e a melhora da autoestima, além de favorecer a socialização entre pacientes e familiares durante as refeições. Para melhor definir condutas relacionadas com as diversas fases da doença oncológica, foi proposto, nesse consenso, que o planejamento nutricional de pacientes adultos em cuidados paliativos considere, entre outros fatores, a expectativa de vida como um dos componentes essenciais na tomada de decisão sobre a conduta a ser

instituída, procurando considerar: expectativa de vida maior que 90 dias, expectativa de vida igual ou menor que 90 dias e cuidados ao fim da vida (últimas 72 horas de vida). Além disso, devem-se considerar fortemente as preferências e expectativas dos pacientes e familiares.[12]

O CNNO traz como principais indicadores prognósticos em pacientes com câncer avançado: estágio tumoral, presença de metástases, capacidade funcional, predição clínica de sobrevida, história de perda de peso, caquexia, presença de sintomas, tais como: dispneia; delírio; anorexia e disfagia; e alterações laboratoriais, como leucocitose, linfopenia, hipoalbuminemia e aumento da proteína C-reativa. A capacidade funcional, utilizada frequentemente para avaliar o impacto da doença nos pacientes oncológicos, analisa o indivíduo quanto a sua capacidade de exercer trabalho ativo e realizar atividades de vida diária, bem como sua necessidade de assistência médica regular em razão de maior evidência da doença e quanto mais avançada a doença, maior será o comprometimento funcional. Os principais instrumentos utilizados em oncologia para avaliação da capacidade funcional continuam sendo o Karnofsky Performance Status (KPS), o Eastern Cooperative Oncology Group Performance Status (ECOGPS) e o Palliative Performance Scale (PPS).[12]

A avaliação do estado nutricional deve ser realizada em todos os pacientes em CP. Nos pacientes com expectativa de vida igual ou superior a 90 dias, além da anamnese nutricional detalhada, devem ser aplicados instrumentos específicos e apropriados, como a Avaliação Subjetiva Global Produzida pelo Paciente (ASGPP), medidas de antropometria e avaliação laboratorial básica. No entanto, à medida que a doença progride e a expectativa de vida diminui, cresce a importância da anamnese nutricional com foco em sinais e sintomas, na tolerância à conduta dietética adotada, na satisfação e prazer relacionados com a ingesta alimentar e hídrica e no conforto relacionado com o estado de hidratação em detrimento do uso de instrumentos e/ou escalas, medidas antropométricas e dados laboratoriais.[12]

O CNNO orienta que a tomada de decisão sobre a terapia nutricional nos pacientes em cuidados paliativos seja a mais precoce possível e considere aspectos, como condição clínica, capacidade funcional, sintomas, expectativa de vida, estado nutricional, ingestão alimentar, estado psicológico, funcionalidade do trato gastrointestinal (TGI) e necessidade de cuidados especiais. Deve, ainda, ponderar aspectos bioéticos, como autonomia, beneficência, não maleficência e justiça.[12]

Os benefícios e objetivos da terapia nutricional nesses pacientes incluem preservar a integridade do TGI, prevenir ou diminuir déficits nutricionais, reduzir as complicações da desnutrição, controlar sintomas, evitar desidratação, oferecer conforto, melhorar a capacidade funcional e a qualidade de vida; sendo a terapia oral sempre a via preferencial, quando a ingestão alimentar é inadequada, para prover as necessidades nutricionais recomendadas, desde que o TGI esteja íntegro e o paciente apresente condições clínicas para utilizá-la. A via enteral é reservada para pacientes com impossibilidade de utilizar a via oral e que também apresentem o TGI funcionante, ressaltando que, em pacientes com expectativa de vida igual ou menor que 90 dias, deve ser indicada quando há risco nutricional ou presença de desnutrição, devendo o paciente apresentar *performance status* (PS) menor ou igual a três ou KPS ou PPS maior ou igual a 30%. Já a nutrição por via parenteral poderia ser indicada para o paciente com doença avançada e impossibilidade total ou parcial do uso do TGI, como em obstruções intestinais malignas ou presença de fístulas intestinais; porém,

não é uma via de escolha para pacientes com expectativa de vida igual ou menor que 90 dias e com capacidade funcional igual ou menor que 50%, considerando também que as complicações advindas da terapia, o elevado custo financeiro e a necessidade de cuidados especiais para sua administração são aspectos que precisam ser ponderados pelas equipes envolvidas nos cuidados.[12]

O emprego de alimentação artificial, seja por via enteral ou parenteral, comprovadamente não apresenta nenhum benefício clínico, pelo contrário, pode até ocasionar sofrimento ao paciente, entretanto, nos que já estavam em uso da terapia nutricional e evoluem para essa fase da doença, a descontinuidade depende do desejo do paciente e dos familiares e deve considerar os aspectos bioéticos envolvidos.[12-14]

A Figura 11.1, retirada do último Consenso de Nutrição em Oncologia de 2016, mostra a importância desse tópico.[13]

≡ Alimentação e controle de sintomas

Pacientes com doença avançada podem cursar com sinais e sintomas adicionais, como náuseas, vômitos, alteração no paladar e saciedade precoce. Podem, ainda, apresentar outros sintomas, como fadiga, dor, *delirium* e dispneia, que indiretamente interferem em questões alimentares e nutricionais, contribuindo para a menor ingestão de alimentos e deterioração do estado nutricional.[6,8,11]

Efeitos adversos de tratamentos, inclusive aqueles direcionados a controle de sintomas, também podem contribuir para dificuldades alimentares nessa fase. Pacientes em uso de opioides, por exemplo, podem apresentar xerostomia, disgeusia, náuseas e constipação intestinal. Xerostomia e disgeusia também estão comumente associados à quimioterapia e à radioterapia e, apesar de pouco valorizados, podem ter sérias implicações na qualidade de vida e estado geral de saúde, por ocasionarem maior dificuldade na

Figura 11.1
Evolução dos pacientes com câncer e sobreviventes. A desnutrição proteico-calórica pode se desenvolver em qualquer período do tratamento e/ou ser progressiva. A intervenção nutricional adequada deve ser baseada em avaliação precoce. E próximo ao final de vida deve ser focada no controle e melhora dos sintomas associados à dieta.

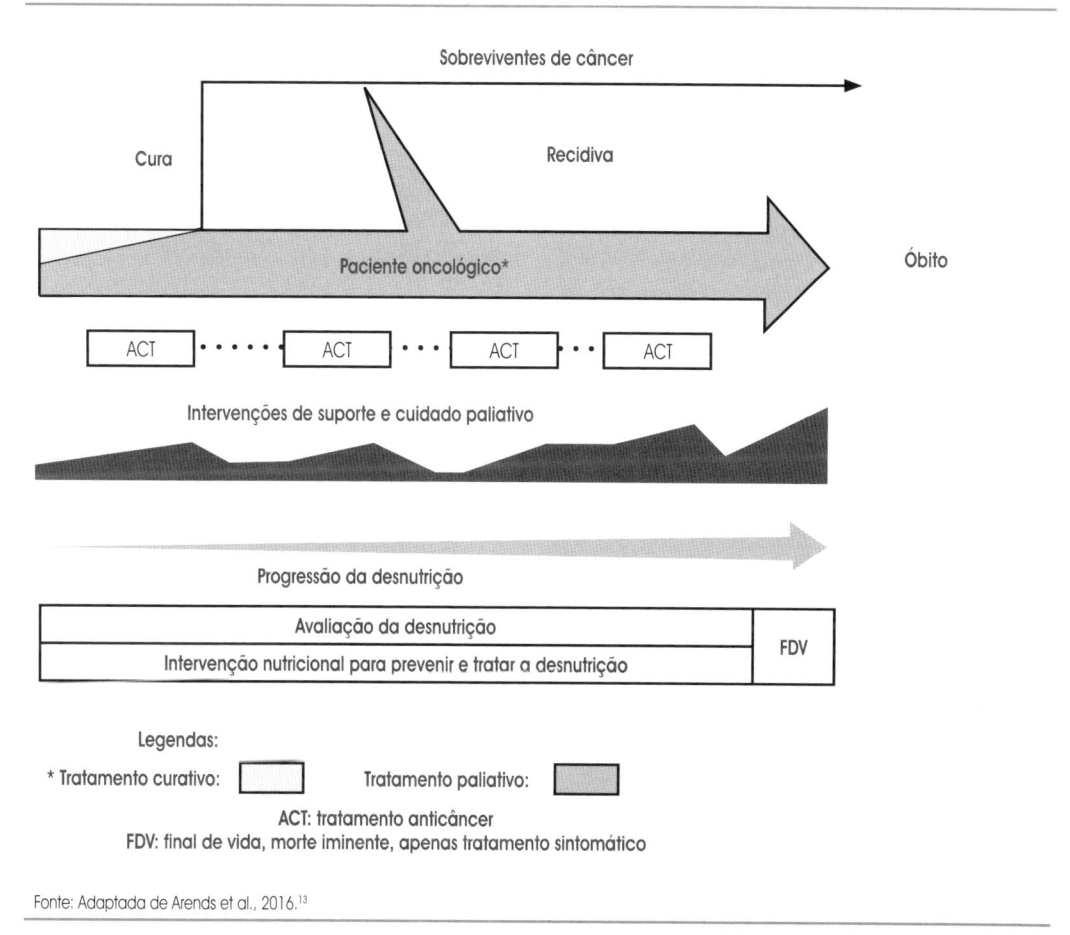

Fonte: Adaptada de Arends et al., 2016.[13]

deglutição e articulação de palavras, alterações de paladar e maior risco de infecções da mucosa bucal e cáries dentárias; condições estas que podem acarretar em limitações na escolha e no consumo de alimentos. Náuseas, vômitos, diarreia, saciedade precoce, má absorção, obstipação intestinal e disfagia, entre outros sintomas gastrointestinais, podem ser secundários ao uso de diversos medicamentos e todos esses sintomas devem ser cuidadosamente avaliados e tratados.[6,8,11]

Há diversas estratégias para abordagem das alterações nutricionais em pacientes oncológicos em cuidados paliativos, incluindo as intervenções nutricionais discutidas anteriormente e medidas farmacológicas. Existem, porém, algumas medidas dietoterápicas que podem e devem ser observadas e orientadas em qualquer fase da doença, com o objetivo de auxiliar no controle de sintomas provocados pela doença e pelo tratamento.[6] Essas medidas estão descritas na Tabela 11.1.

Tabela 11.1
Medidas dietéticas para melhora dos sintomas.

Sintomas	Intervenção dietética
Anorexia	• Oferecer os alimentos preferidos e saborosos; • Fracionar as refeições em pequenas quantidades • Enriquecer o valor nutricional dos alimentos (pode-se usar manteiga, óleo, mel, açúcar e outros alimentos calóricos) • Procurar não forçar a alimentação • Encorajar o desejo de alimentar-se
Suboclusão intestinal	• Preparar alimentos bem cozidos e pastosos • Evitar frutas e hortaliças cruas e com cascas, sementes, frutas oleaginosas, especiarias
Constipação	• Beber líquidos adequadamente • Associar diferentes tipos de fibras: hortaliças, cereais, frutas laxativas (ameixa, figo, uvas)
Diarreia	• Beber líquidos adequadamente • Evitar alimentos laxativos
Náuseas e vômitos	• Fracionar as refeições • Evitar odores fortes e temperos nos alimentos • Evitar alimentos com temperaturas extremas • Evitar beber líquidos durante as refeições • Evitar alimentos açucarados
Mucosite ou distúrbio de mastigação ou deglutição	• Evitar alimentos e bebidas irritantes (especiarias, bebidas alcoólicas, alimentos duros, salgados e ácidos) • Evitar alimentos quentes
Saciedade precoce	• Fracionar as refeições • Diminuir o volume dos alimentos • Reduzir a oferta de alimentos gordurosos e vegetais crus
Disgeusia	• Utilizar temperos e aromas artificiais • Atentar para a temperatura dos alimentos • Substituir alimentos desagradáveis por outros
Xerostomia	• Beber água frequentemente e em pequena quantidade • Mascar chiclete sem açúcar • Preferir alimentos úmidos (com molhos e caldos)

Fonte: Adaptada de Benarroz et al., 2009.[6]

☰ Nutrição de pacientes em final de vida

No final de vida, observamos perda de peso relacionada com astenia e caquexia refratária, principalmente em pacientes oncológicos. Além disso, sintomas como anorexia, xerostomia, náusea, disgeusia, saciedade precoce, disfagia, fraqueza e confusão estão associados a morte e contribuem direta ou indiretamente para a redução da ingestão oral nesses pacientes.[6,14] Devemos lembrar que esses pacientes, na sua maioria, tem redução importante do seu apetite e sede, apresentando saciedade com menores quantidades de alimento.[15]

Os últimos consensos e metanálises têm demonstrado que o uso de dieta artificial, enteral e parenteral, no final de vida não apresenta nenhum benefício, contrariamente, ocasiona sofrimento ao paciente.[14,15]

A dieta enteral tem sido associada a efeitos colaterais deletérios como dor, sangramento no local de inserção da sonda, diarreia, constipação, aspiração, deficiência de eletrólitos, hiperglicemia e síndrome de realimentação.[14] A dieta parenteral relaciona-se com sepse, hipo e hiperglicemia, disfunção hepática, alteração eletrolítica, colecistite e sobrecarga volumétrica.[14]

O objetivo da terapia nutricional do final de vida baseia-se em melhorar a qualidade de vida do paciente, priorizando as necessidades individuais, como preferências, hábitos alimentares fundamentais, controle de sintomas e satisfação.[6]

No Quadro 11.1 podemos observar medidas simples que podem melhorar a aceitação alimentar e o conforto do paciente em qualquer fase do cuidado paliativo.[16-18]

Quadro 11.1
Cuidados a serem adotados na rotina diária para melhorar a experiência alimentar.

Ambiente das refeições	Mobiliário adequado, cuidados com procedimentos de rotina (odor e horários de uso de produtos de limpeza, porta fechada de sanitário etc.) realizados simultaneamente à refeição, manter o ambiente arejado e limpo
Respeito às características individuais	Garantir que o paciente não receba alimentos aos quais apresenta aversão ou restrição (recusa, religião ou outros). Inclusão dos itens alimentares negociados com o paciente e solicitados na rotina
Suporte e acomodação para as refeições	Utensílios e mesa para apoiar bandeja ergonômicos, dieta assistida sempre que necessário, limpeza e organização do quarto
Odores e apresentação das refeições	Evitar alimentos de odor forte, usar alternativas como baixelas com cloche, com orifício para liberação de aromas ou minimizar odores abrindo a bandeja previamente; evitar pratos com divisória e porções muito grandes; evitar embalagens pouco atrativas para suplementos e dietas, cuidados com o uso de utensílios descartáveis frágeis para manusear a refeição
Restrições alimentares	Evitar restrições dietéticas desnecessárias (como dietas hipossódicas, restritas em proteínas e demais restrições que devem ser ponderadas e avaliadas)
Utilização de condimentos	Azeite, manteiga, ervas desidratadas, limão, entre outros, podem ser testados com o paciente e utilizados
Educação nutricional e suporte da equipe	Conscientização e explicação da importância e das características da dieta para pacientes e acompanhantes ajudam na sua adesão e na resolução de dificuldades; as decisões das mudanças na dieta devem ser negociadas com os pacientes; a equipe deve partilhar as informações para evitar pluralidade de orientações

Fonte: Elaborado pelos autores.

Que teu alimento seja teu remédio e teu remédio seja o teu alimento.

(Hipócrates)

☰ Referências

1. World Health Organization. Definition of palliative care. [cited May 2019]. Available from: http://www.who.int/cancer/palliative/definition/en/.

2. Brennan F, Gwyther L, Harding R. Palliative Care as a human right. Open Society Institute. Public Health Program. [cited May 2019]. Available from: http://hospicecare.com/uploads/2011/8/palliative_care_humanright_brennan_gwyther_harding.pdf .

3. World Health Organization. Sixty-Seventh World Health Assembly. Strengthening of palliative care as a component of integrated treatment throughout the life course. 2014. Available from: http://apps.who.int/gb/e/e_wha67.html.

4. World Health Organization. Global action plan for the prevention and control of NCDs2013. [cited May 2019]. Available from: http://www.who.int/nmh/publications/ncdactionplan/en/.

5. World Health Organization. Global Atlas of Palliative Care at the End of Life. [cited May 2019]. Available from: http://www.thewhpca.org/resources/globalatlasonendoflifecare.

6. Benarroz MO, Faillace GBD, Barbosa LA. Bioética e nutrição em cuidados paliativos oncológicos em adultos. Cad. Saúde Pública. 2009;25(9):1875-82.

7. World Health Organization. Study protocol for the World Health Organization project to develop a Quality of Life assessment instrument (WHOQOL). Qual Life Res. 1993;2:1539.

8. Holmes S. Importance of nutrition in palliative care of patients with chronic disease. Nurs Stand 2010;25(1):48-56.

9. Richardson R, Davidson I. The contribution of the dietitian and nutricionist to palliative medicine. In: Cherny N et al. Oxford Textbook of Palliative Medicine. 5 ed. New York: Oxford; 2015. p. 191-6.

10. Carvalho RT, Taquemori LY. Nutrição e hidratação. In: Oliveira RA. Cuidado paliativo. São Paulo: Conselho Regional de Medicina do Estado de São Paulo; 2008. p. 221-57.

11. Caro MMM, Laviano A, Pichard C. Nutritional intervention and quality of life in adult oncology patients. Clin Nutr. 2007;26:289301.

12. Pinho NB, org. Consenso Nacional de Nutrição Oncológica. Rio de Janeiro: Instituto Nacional de Câncer José Alencar Gomes da Silva: Coordenação Geral de Gestão Assistencial, Hospital do Câncer I, Serviço de Nutrição e Dietética; 2015.

13. Arends J, Bachmann P, Baracos V, Barthelemy N, Bertz H, Bozzetti F et al. ESPEN Guideline on nutrition in cancer patients. Clin Nutr. 2016;1-38.

14. Vladar EK, Lee YL, Stearns T, Axelrod JD. The last days of life: symptom burden and impact on nutrition and hydration in cancer patients. Curr Opin Support Palliat Care. 2015;9(4):37-54.

15. Dietetics Association and Nutrition. Ethical and legal issues in feeding and hydration. J Am Diet Assoc. 1991;1-15

16. Fernández AC, Pintor B, Maza D, Casariego AV, Taibo RV, José J et al. Food intake and nutritional status influence outcomes in hospitalized hematology-oncology patients. Nutr Hosp. 2015;31(6):2598-605.

17. Gustafsson IB, Ostrom A, Johanson J, Mossberg L. The five aspects meal model: a toolfor developing meal services in the restaurants. J Foodservice. 2006;17:84-93.

18. Barban JB, Simões B, Del B, Moraes GDC, Anunciação R, Rocha C et al. Consenso Brasileiro de Nutrição em Transplante de Células Tronco Hematopoiético – Parte Adulto. 2017. p. 1-81.

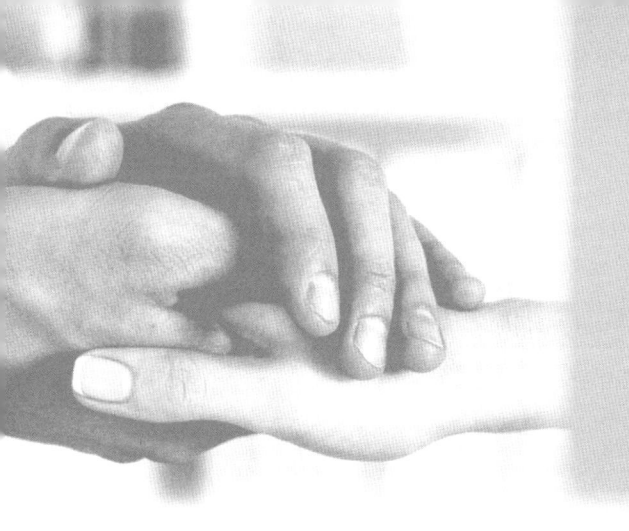

Capítulo 12

Silvia Sartoretto Giorelli

Guilherme Giorelli

A importância da atividade física no tratamento e acompanhamento do câncer

☰ Introdução

Os programas de detecção e triagem precoce junto com os avanços nos tratamentos médicos para certos tipos de câncer resultaram em melhores chances de cura e no aumento da sobrevida. Consequentemente, a terapia do câncer muitas vezes se estende por muitos meses e, em alguns casos, anos.[1]

Os diferentes tipos de tumores requerem uma variedade de intervenções de tratamento, dependendo de fatores prognósticos, como marcadores moleculares, subtipo patológico e extensão ou estágio da doença. A terapia do câncer deve, portanto, ser individualizada e pode incluir tratamentos de radiação, quimioterapia, terapia hormonal, terapia direcionada ou, comumente, combinações dessas terapias.[1]

Está bem documentado que a tumorigênese e o tratamento do câncer estão associados a alterações físicas e fisiológicas adversas que levam a modificações metabólicas e funcionais, induzindo patologias dos sistemas cardíaco, pulmonar, neural, ósseo e musculoesquelético.[2]

Essas alterações afetam a capacidade cardiorrespiratória (capacidade física), força, composição corporal e função física, incluindo integridade do sistema imune, neuropatia periférica e qualidade de vida. No entanto, é cada vez mais claro que a prescrição de exercício durante o tratamento e pós-câncer pode mitigar muitas dessas alterações adversas.[3-5]

Um crescente número de estudos examinou os benefícios do exercício durante o tratamento do câncer. As evidências existentes sugerem fortemente que o exercício não é apenas seguro e viável durante o tratamento do câncer, mas também pode ter impacto positivo sobre o peso corporal, *performance*, força muscular, flexibilidade e qualidade de vida, bem como em sintomas como dor e fadiga.[6-9]

Estudos observacionais e ensaios clínicos têm indicado benefícios do exercício em pacientes em todas as fases do câncer, após o diagnóstico, durante e após o tratamento em vários tipos de câncer e em pacientes de todas as idades.[10]

Apesar da base nas evidências atuais, menos de 10% dos pacientes com câncer são fisicamente ativos durante seus tratamentos primários e apenas cerca de 20 a 30% serão ativos depois de se recuperarem dos tratamentos.[11]

Os desafios para a transmissão do conhecimento nesse campo persistem em razão da impressão entre os clínicos de que o exercício pode aumentar o risco de lesão, fadiga e exacerbação de sintomas no paciente. Os sistemas de atendimento clínico muitas vezes encontram-se sobrecarregados e sem apoio financeiro, com restrições de espaço físico e falta de acesso a especialistas em exercícios e experiência nessa área. Além disso, a falta de discussão entre paciente e médico sobre o exercício, exige que novas abordagens estratégicas sejam instituídas a fim de garantir que os benefícios do exercício estejam mais amplamente disponíveis. Apesar dos obstáculos, os profissionais de saúde devem se esforçar para incluir o exercício no cuidado do câncer.[12-14] O Quadro 12.1 discute os principais objetivos da atividade física regular nos pacientes oncológicos.[15]

≡ Mecanismos fisiológicos da ação da atividade física no câncer

Existem vários mecanismos biológicos para a associação benéfica entre atividade física e câncer, incluindo mudanças nos níveis endógenos de hormônios sexuais, metabólicos e fatores de crescimento, diminuição da obesidade e adiposidade central e alterações na função imune.[16]

O controle do peso desempenha um papel particularmente importante, a adiposidade central tem sido implicada na promoção de condições metabólicas favoráveis à carcinogênese.[17,18] Existem mecanismos inerentes a tipos tumorais específicos envolvendo a atividade física regular, discutidos na Tabela 12.1.[19]

≡ Avaliação pré-participação no exercício físico

A atividade física é adequada para a maioria dos pacientes com câncer em condição estável, um exame médico clínico é importante para a detecção precoce de eventuais complicações agudas que contraindiquem a atividade física. O padrão de atendimento é o acompanhamento com um profissional de medicina esportiva e/ou cardiologista.[9]

Existe um risco aumentado no desenvolvimento de doença coronariana e/ou cardiomiopatia associada ao câncer em razão da toxicidade direta, particularmente da antraciclina, exposição à radiação, somados a descondicionamento físico, obesidade e síndrome metabólica exacerbados pelo tratamento do câncer e doenças pré-existentes (hipertensão arterial sistêmica, obesidade, tabagismo, dislipidemia e *diabetes mellitus* tipo 2), que podem se agravar com o avanço da idade.[9]

Quadro 12.1
Objetivos da atividade física em pacientes com câncer.

Melhorar o estado funcional antes do tratamento ou prevenir/atenuar o declínio funcional durante o tratamento	Atuar nas deficiências específicas do tratamento durante e após o tratamento	Otimizar a saúde geral no período de recuperação após o tratamento do câncer
• Manter a massa muscular (massa magra) e a força • Manter/otimizar a função cardiorrespiratória • Manter a amplitude das articulações do movimento/comprimento do tecido muscular/conectivo	• Dor • Fadiga • Anemia • Fraqueza muscular (específica) • Déficits na amplitude de movimento da articulação • Falta de equilíbrio ou coordenação • Linfedema/edema/inchaço • Neuropatia periférica • Osso: osteopenia, osteoporose • Miopatia induzida por esteroides	• Melhorar a composição corporal: reduzir a massa gorda, aumentar a massa magra • Melhorar a resistência muscular • Melhorar a força muscular • Melhorar a aptidão cardiorrespiratória • Melhorar a flexibilidade • Melhorar o funcionamento físico

Fonte: Adaptado de McNeely et al., 2006.[15]

Tabela 12.1
Tipo de tumor e mecanismos associados à atividade física regular.

Local	Possível mecanismo envolvido	Fisiologia
Colón	• Diminui o tempo do trânsito gastrointestinal • Diminui a relação entre prostaglandinas • Diminui a secreção de ácido biliar	• AF aumenta a motilidade intestinal e diminui o tempo de exposição a agentes carcinogênicos • Exercício vigoroso pode aumentar as PGF, o que inibe a proliferação celular colônica e aumenta a motilidade intestinal, não aumenta as PGE2 • Concentrações de ácidos biliares podem estar diminuídas em pessoas fisicamente ativas
Mama	Diminui o tempo de exposição ao estrogênio	• AF adia a menarca, reduz o número de ciclos ovulatórios e a síntese de estrogênio ovariana • Reduz a gordura corporal, o que pode reduzir a síntese de estrogênio no tecido adiposo • Aumenta a síntese de SHBG, acarretando em redução de estrogênio biologicamente disponível
Próstata	Reduz exposição à testosterona	• AF aumenta a produção de SHBG, resultando em níveis menores de testosterona livre
Todos, especialmente mama, endométrio e ovário	Diminui o percentual de gordura corporal	• Mulheres obesas têm aumento da infertilidade, o que pode aumentar o risco de câncer de mama • Carcinógenos podem se depositar no tecido adiposo visceral e sua liberação pode ocorrer em indivíduos com sobrepeso
Todos os tipos de câncer	Predisposição genética de pessoas fisicamente ativas	• Fatores constitucionais influenciam o interesse por AF ou esporte, o que pode influenciar a predisposição ao câncer
Todos os tipos de câncer	• Exercício induz ao aumento de defesas imunológicas antitumorais • Melhora no sistema de defesa antioxidante	• Aumenta o número e a atividade dos macrófagos, *lymphokine-activated killer cell* (LAK cell) e suas citocinas reguladoras; também pode aumentar a mitogênese induzida pela proliferação de linfócitos • Exercício vigoroso aumenta a produção de radicais livres, o exercício crônico melhora a defesa aos radicais livres pelo *upregulation* dos níveis de antioxidantes e aumento da atividade da enzima *scavenger* • A proporção de efeito do exercício sobre as defesas antioxidantes não está bem estabelecida
Todos os tipos de câncer	• Diminui a insulinemia e a glicemia • Diminui as IGFs	• O aumento do exercício pode reduzir os níveis de insulina e biodisponibilidade de IGFs, ambas responsáveis por aumentar divisão celular e inibir o apoptose celular

Legenda: AF: atividade física; IGFs: *insulin-like growth factors*; PGE2: prostaglandina natural E2; PGF: prostaglandinas; SHBG: globulina de ligação de hormônios sexuais.

Fonte: Adaptada de Stefani e Galanti, 2017.[19]

As diferentes avaliações dependem das condições clínicas dos pacientes. As avaliações pré-participação podem incluir:[12,15,20]

- Obter aprovação de seu oncologista antes de iniciar um programa de exercícios.
- Avaliação de sinais vitais: temperatura, pulso/frequência cardíaca, pressão sanguínea e frequência respiratória devem ser monitorados regularmente. Se estiver participando de um exercício moderado a vigoroso, a pressão arterial e a frequência cardíaca podem ser monitoradas antes, durante e depois do exercício para garantir que a participação no na atividade seja apropriada e segura.

- Avaliações de desempenho cardiovascular podem incluir: eletrocardiografia, testes de caminhada de 6 metros, testes de esforço/ergoespirometria e, se necessário, ecocardiografia de estresse.

- Avaliação da composição corporal: deve ser avaliada para estimar o percentual de gordura (%) e usada para calcular a massa livre de gordura (kg) e massa de gordura (kg). No hospital, a absorciometria de raios X de dupla energia (DEXA) é considerada o padrão de referência , enquanto a composição corporal pode ser estimada no cenário clínico-ambulatorial por meio de medidas de dobras cutâneas, impedância bioelétrica multifrequencial ou pletismografia.

- Conhecer a composição corporal é muito importante, pois atingir quantidades ideais de massa magra e massa gorda é fundamental para a sobrevivência em longo prazo.

- Avaliação da força: avaliada usando dinamômetro de punho.

- Avaliação de flexibilidade: avaliada usando o teste de sentar e levantar.

- Avaliação da qualidade de vida: o item 36 – *short form health survey* (SF-36) e a avaliação do tratamento funcional-geral (FACT-G) são comumente usados.

≡ Prescrição de exercícios físicos

Segundo o American College of Sports Medicine, atividade física é definida como o movimento humano que resulta em um aumento substancial no gasto de energia em níveis de repouso. Enquanto o exercício físico é uma atividade que causa um aumento no gasto de energia e envolve um movimento planejado ou estruturado do corpo de maneira sistemática, em termos de frequência, intensidade e duração, e projetado para manter ou melhorar os resultados relacionados com a saúde.[15] O exercício aeróbico afeta o sistema cardiovascular e depende principalmente do uso de oxigênio.

O exercício de resistência é o treinamento de força usando pesos ou bandas de resistência elástica para sobrecarregar os músculos com a intenção de melhorar a força e a resistência.

Os programas podem apresentar várias combinações de exercícios aeróbicos e de resistência, a progressão depende do nível de atividade física pré-diagnóstico, complicações de tratamento e motivação.[21]

Para ajudar na avaliação e prescrição de exercícios e sua melhora, utiliza-se o acrônimo FITT (frequência, intensidade, tipo, tempo de duração).[20]

A frequência é o número de vezes por semana em que aquele modo ou tipo de exercício é realizado. Por exemplo, pode ser contado como exercício aeróbico 3 vezes por semana e exercício de resistência 2 vezes por semana.

O tempo de duração do exercício é o número de minutos de exercício por sessão.

A intensidade do exercício refere-se à quantidade de energia gasta ao realizar a atividade. Ela pode ser medida objetivamente usando frequência cardíaca, equivalentes metabólicos (MET) ou a quantidade de oxigênio consumido durante uma atividade. Também pode ser medida subjetivamente com uma estimativa de esforço autorrelatada, chamada "taxa de esforço percebido" em uma escala de 1-10 (classificação CR10 ou escala de Borg).

O exercício de baixa intensidade refere-se à atividade física ou esforço realizado em 1 a 3 vezes a intensidade do gasto de energia de repouso basal (< 3 METs, por exemplo, a pé).

O exercício de intensidade moderada refere-se à atividade física em 3 a 6 vezes a intensidade da linha de base, o que requer uma quantidade moderada de esforço e acelera visivelmente a frequência cardíaca (3 a 6 METs, por exemplo, caminhada ativa ou ciclismo).

O exercício de intensidade vigorosa refere-se à atividade física 6 ou mais vezes a linha de base, o que requer grande esforço e causa uma respiração rápida e um aumento substancial da frequência cardíaca (> 6 METs, por exemplo, correr ou pular corda).

A partir de um nível de intensidade relativa, o uso da escala CR10 ou Borg funciona bem. A atividade de intensidade moderada é um nível de esforço de 6 ou menos, enquanto a intensidade vigorosa é de 7 a 8 na escala de 1 a 10 (Tabela 12.2).

Atualmente, os programas de condiciomento aeróbico bem sucedidos incluem algum tipo de atividade de baixa intensidade, seguindo-se de exercício de alta intensidade intervalado (HIIT). Essa variação de exercícios com alta e baixa intensidade permite uma sobrecarga significativa e estímulo para a adaptação, ao mesmo tempo que é segura e eficaz.[22]

≡ Recomendações oficiais

O modelo ideal de exercício físico para pacientes com câncer em tratamento ainda não está definido. Pesquisas são necessárias para determinar a melhor frequência, intensidade, tipo e tempo de duração do exercício para os diferentes tipos e estágios do câncer, e desfechos.[9,11,23,24]

As prescrições de exercícios para os pacientes com câncer seguem as mesmas recomendações para a população em geral orientadas pelo American College of Sports Medicine.[9,11,23,24]

- 150 minutos de exercício aeróbico de intensidade moderada distribuído em 3 a 5 dias e treinamento de resistência 2 dias por semana. As sessões de resistência devem envolver grandes grupos musculares 2 a 3 dias por semana (8 a 10 grupos musculares, 2 séries de 8 a 10 repetições).
- Cada sessão deve incluir um aquecimento e recuperação gradual.

Se o paciente não é regularmente ativo e deseja iniciar um programa de exercícios durante o tratamento do câncer, começar

Tabela 12.2
Tipos de exercício de acordo com esforço, intensidade, frequência cardíaca e percepção de esforço.

Intensidade do exercício	MET*	Frequência cardíaca de reserva	Escala de percepção de esforço (Borg)	Tipos de exercício
Leve	1,1-3,0	35-50%	1-3	Caminhadas leves, lavar pratos, lavar roupa, cozinhar, calistenia leve
Moderado	3,0-6,0	50-70%	4-6	Caminhar a um ritmo moderado, ciclismo de 8 a 14,5 km/h, hidroginástica, musculação, dança, natação recreativa, jardinagem e trabalho no quintal, reparação domiciliar moderada ou tarefas domésticas
Vigoroso	> 6,0	70-85% (não exceder 85% de HHR sem supervisão médica)	7-8	Caminhar rapidamente (> 8 km/h), corrida, ciclismo, danças aeróbicas, calistenia vigorosa, treinamento de pesos de circuito, tênis, esportes mais competitivos, natação, equipamentos de jardinagem e tarefas domésticas pesadas, trabalho ocupacional com cargas pesadas

Legenda: *MET: equivalente metabólico; MET × duração do exercício em minutos; Objetivo: 500-1.000 MET-minutos por semana; HHR: *heart rate reserve*.

Fonte: Adaptada de Stefani et al., 2017.[20]

com um exercício de baixa intensidade, consistindo em caminhadas lentas e aumentar gradualmente ao longo do tempo. Pode ser necessário até oito semanas para a recuperação após procedimentos cirúrgicos.[9,11,23,24]

Indivíduos tratados com terapia hormonal, osteoporose ou metástases ósseas exigem modificações no seu programa de exercícios em relação à intensidade, duração e modalidade para evitar fraturas. No caso de quimioterapia ou terapia biológica, evitar ou reduzir o exercício nos dias em que os efeitos colaterais do tratamento são mais pronunciados. É aconselhável esperar um ciclo de quimioterapia para ver a resposta ao tratamento antes de iniciar um programa de exercícios. No caso da terapia de radiação, reduzir ou, em alguns casos, evitar o exercício, no final do tratamento e/ou nas primeiras semanas após o tratamento.[9,11,23,24]

Recomenda-se:[9,11,23,24]

- Evitar instalações e atividades públicas de ginástica (p.ex., natação), pode haver um risco aumentado de exposição a infecção viral e/ou bacteriana.
- Evitar natação, se submetido a tratamentos de terapia de radiação ou se possui um cateter permanente, como um cateter venoso central ou um cateter central inserido perifericamente.

O linfedema relacionado com o câncer de mama não é uma contraindicação ao exercício. O levantamento de pesos gradativo e com segurança durante o exercício de resistência do corpo superior, não provoca exacerbação de linfedema ou aumento da gravidade dos sintomas.[10,25]

Se exercitar em grupos ou com estrutura supervisionada, pode proporcionar segurança e benefício ou resultado superior na qualidade de vida e na aptidão muscular e aeróbica para esse grupo de pacientes.[9,11,23,24] Um programa de exercícios é sugerido na Tabela 12.3.[9]

Tabela 12.3
Exemplo de programa de exercícios semanais para pacientes com câncer.

Dia da semana	Exercício	Programa de exercícios
Segunda-feira	Treino aeróbico	Intensidade moderada contínua (40-60% HRR) por 30 minutos
Terça-feira	Treino de resistência	Pesos livres ou exercícios de peso corporal com trabalho de equilíbrio e agilidade
Quarta-feira	Treino aeróbico	Treino intervalado, Intensidade moderada a vigorosa (70-85% HRR) durante 30 minutos
Quinta-feira	Treino de resistência	Pesos livres ou exercícios de peso corporal com trabalho de equilíbrio e agilidade
Sexta-feira	Treino aeróbico	Intensidade moderada contínua (40-60% HRR) por 30 minutos
Sábado	Treino aeróbico	Intensidade moderada contínua (40-60% HRR) por 30 minutos
Domingo	Descanso	Descanso

*A intensidade e a duração são específicas para cada paciente com câncer e com base em sua história médica, tratamento e histórico de exercícios anterior.

Fonte: Adaptada de Segal et al., 2017.[9]

≡ Cuidados durante a atividade física

Caso o paciente apresente algum dos sintomas a seguir durante ou após a atividade física, deve-se orientar a interrupção do exercício e o contato com o médico:[15,20,24]

- Desorientação, tonturas, visão turva ou desmaio.
- Inicio súbito de náuseas e vômitos.
- Dispneia súbita e respiração irregular.
- Batimento cardíaco irregular, palpitações, dor no peito.
- Dor nas pernas/panturrilha, dor óssea e nas articulações fora do comum ou não causada por lesão.
- Câimbras musculares ou início súbito de fraqueza muscular ou fadiga.

Na Tabela 12.4 estão listadas as principais contraindicações e precauções durante a prática de exercício físico em pacientes com câncer.[15,20,24]

Tabela 12.4
Contraindicações e precauções na prática de atividade física no paciente oncológico.

Fatores relacionados com o tratamento do câncer	Contraindicações a exercícios e testes físicos	Precauções para exercícios que exigem modificações e/ou supervisão médica
Clínicos	• Não se exercitar nos dias de quimioterapia intravenosa ou dentro de 24 horas após o tratamento • Não realizar exercícios antes da coleta de sangue • Reação tecidual grave à radioterapia	• Cuidado em tratamentos que afetem pulmões e/ou coração: • recomendar exercícios e testes com supervisão médica • Feridas/ulcerações na boca: evitar os bocais para testes máximos. Usar máscaras faciais • Linfedema: usar vestuário de compressão no membro durante o exercício
Hematológico (valores laboratoriais)	• Plaquetas < 50.000 mm³ • Leucócitos < 3.000 mm³ • Hemoglobina < 10 g/dL	• Plaquetas > 50.000 a 150.000 mm³: evitar testes e exercícios que aumentem o risco de sangramentos (p.ex.: esportes de contato) • Leucócitos > 3.000 a 4.000 mm³: assegurar a esterilização adequada do equipamento e evitar atividades que possam aumentar o risco de infecções (p.ex.: natação) • Hemoglobina > 10 g/dL (11,5-13,5 g/dL): precaução com testes máximos
Musculoesquelético	• Dor óssea, nas costas ou no pescoço de origem recente • Fraqueza muscular incomum • Caquexia grave (perda ponderal > 35%) • Fadiga incomum/extrema • Estado funcional prejudicado: *performance status* de Karnofsky < 60%	• Qualquer dor ou cólica: investigar • Osteopenia: evitar exercícios de alto impacto se risco de fratura • Miopatia induzida por esteroides e caquexia: abordagem multidisciplinar para o exercício, diminuição de massa muscular limita o exercício à intensidade leve • Fadiga leve a moderada: monitorar de perto a resposta ao exercício
Sistêmico	• Infecções agudas • Doenças febris: febre > 38°C (100°F) • Mal-estar geral	• Doença ou infecção sistêmica recente: evitar o exercício até assintomático por > 48 horas
Gastrointestinal	• Náuseas graves, vômitos ou diarreia nas últimas 24 a 36 horas • Desidratação • Ingestão comprometida de líquidos e/ou alimentos	• Ingestão insuficiente de alimentos: recomendar abordagem multidisciplinar com nutrólogo e nutricionista • Assegurar hidratação adequada com água e bebidas isotônicas (evitar hiponatremia) • Ostomias: recomendar exercícios e testes com supervisão médica, evitar participação em esportes de contato e cuidados na musculação (risco de hérnia)
Cardiovascular	• Dor no peito • FC de repouso > 100 ou < 50 bpm • PAS em repouso > 145 mmHg e PAD > 95 mmHg • PAS de repouso < 85 mmHg • Pulso irregular • Edema no tornozelo	• Cuidado se risco para doença cardíaca: recomendar exercícios e testes com supervisão médica • Uso de betabloqueadores, a FC-alvo pode não ser atingida, não sobrecarregar
Pulmonar	• Dispneia grave • Tosse/sibilos • Dor torácica à respiração profunda	• Dispneia leve a moderada: evitar testes máximos
Neurológico	• Declínio cognitivo significativo • Tontura/vertigem • Desorientação • Visão turva • Ataxia/neuropatia sensorial periférica	• Alterações cognitivas leves: assegurar-se que o paciente possa entender e seguir instruções • Equilíbrio prejudicado: usar apoio para exercícios e evitar atividades que exijam equilíbrio e coordenação significativos (esteira)

Fonte: Adaptada de McNeely et al., 2006; Stefani et al., 2017; Schmitz et al., 2010.[15,20,24]

≡ Referências

1. Courneya KS, Freidenreich CM. Framework peace: an organizational model for examining physical exercise across the cancer experience. Ann Behav Med. 2001;23(4):263-72.

2. Hewitt M, Greenfield S, Stovall E. From cancer patient to cancer survivor: lost in transition. Washington: National Academies Press; 2006.

3. Gould DW, Lahart I, Carmichael AR, Koutedakis Y, Metsios GS. Cancer cachexia prevention via physical exercise: molecular mechanisms. J Cachexia Sarcopenia Muscle. 2013;4(2):111-24.

4. Hanson ED, Wagoner CW, Anderson T, Battaglini CL. The independent effects of strength training in cancer survivors: a systematic review. Curr Oncol Rep. 2016;18(5):31.

5. Stefani L, Petri C, Mascherini G, Galanti G. Lifestyle intervention in surviving cancer patients. J Funct Morphol Kinesiol. 2016;1:48-53.

6. Mishra S, Scherer RW, Snyder C, Geigle P, Gotay C. The effectiveness of exercise interventions for improving health-related quality of life from diagnosis through active cancer treatment. Oncol Nurs Forum. 2015;42(1):E33-53.

7. Hilfiker R, Meichtry A, Eicher M, Nilsson Balfe L, Knols RH, Verra ML et al. Exercise and other non-pharmaceutical interventions for cancer-related fatigue in patients during or after cancer treatment: a systematic review incorporating an indirect-comparisons meta-analysis. Br J Sports Med. 2018;52(10):651-8.

8. Mustian KM, Alfano CM, Heckler C, Kleckner AS, Kleckner IR, Leach CR et al. Comparison of pharmaceutical, psychological, and exercise treatments for cancer-related fatigue: a meta-analysis. JAMA Oncol. 2017;3(7):961-8.

9. Segal R, Zwaal C, Green E, Tomasone JR, Loblaw A, Petrella T; Exercise for People with Cancer Guideline Development Group. Exercise for people with cancer: a clinical practice guideline. Curr Oncol. 2017;24(1):40-6.

10. Chyu C, Halnon N. Exercise training in cancer survivors. Curr Oncol Rep. 2016;18(6):38.

11. Rock CL, Doyle C, Demark-Wahnefried W, Meyerhardt J, Courneya KS, Schwartz AL et al. Nutrition and physical activity guidelines for cancer survivors. CA Cancer J Clin. 2012;62(4):243-74.

12. Santa Mina D, Alibhai SM, Matthew AG, Guglietti CL, Steele J, Trachtenberg J et al. Exercise in clinical cancer care: a call to action and program development description. Curr Oncol. 2012;19(3):e136-44.

13. Smaradottir A, Smith AL, Borgert AJ, Oettel KR. Are we on the same page? Patient and provider perceptions about exercise in cancer care: a Focus Group Study. J Natl Compr Canc Netw. 2017;15(5):588-594.

14. Wolin KY, Schwartz AL, Matthews CE, Courneya KS, Schmitz KH. Implementing the exercise guidelines for cancer survivor. J Support Oncol. 2012;10(5):171-7.

15. McNeely ML, Peddle CJ, Parliame M, Courneya K. Cancer rehabilitation: recommendations for integrating exercise programming in the clinical practice setting. Current Cancer Therapy Reviews. 2006;2(4):351-360.

16. Hojman P, Gehl J, Christensen JF, Pedersen BK. Molecular mechanisms linking exercise to cancer prevention and treatment. Cell Metab. 2018;27(1):10-21.

17. Kruk J, Aboul-Enein HY. Physical activity in the prevention of cancer. Asian Pacific Journal of Cancer Prevention. 2006;7(1):11-21.

18. Friedenreich CM, Orenstein MR. Physical activity and cancer prevention: etiologic evidence and biological mechanisms. J Nutr. 2002;132(11 Suppl):3456S-3464S.

19. Stefani L, Galanti G. Physical exercise prescription in metabolic chronic disease. Adv Exp Med Biol. 2017;1005:123-41.

20. Stefani L, Galanti G, Klika R. Clinical implementation of exercise guidelines for cancer patients: adaptation of ACSM's Guidelines to the italian mode. J Funct Morphol Kinesiol. 2017;2(1):4.

21. Rajarajeswaran P, Vishnupriya R. Exercise in cancer. Indian J Med Paediatr Oncol. 2009;30(2):61-70.

22. Papadopoulos E, Santa Mina D. Can we HIIT cancer if we attack inflammation? Cancer Causes Control. 2018;29(1):7-11.

23. US Department of Health and Human Services. Physical Activity Guidelines for Americans. Washington: US Department of Health and Human Services; 2008. Available from: https://health.gov/paguidelines/2008/pdf/paguide.pdf.

24. Schmitz KH, Courneya KS, Matthews C, Demark-Wahnefried W, Galvão DA, Pinto BM et al. American College of Sports Medicine roundtable on exercise guidelines for cancer survivors. Med Sci Sports Exerc. 2010;42(7):1409-26.

25. Cormie P, Singh B, Hayes S, Peake JM, Galvão DA, Taaffe DR et al. Acute inflammatory response to low-, moderate-, and high-load resistance exercise in women with breast cancer-related lymphedema. Integr Cancer Ther. 2016;15(3):308-17.

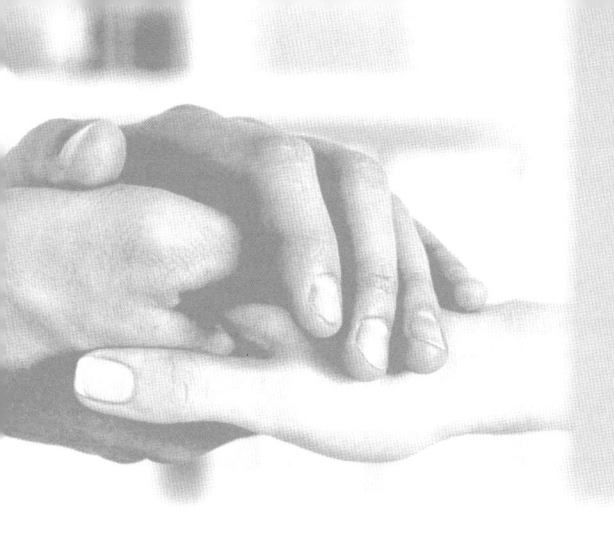

Capítulo 13

Andrea Pereira
Marcus Vinicius Rezende Fagundes Netto

Mídias sociais e internet: aliados ou inimigos?

☰ Introdução

As mídias sociais são modelos bidirecionais e interativos de comunicação, entre elas há os *blogs*, plataformas de compartilhamento de vídeos (Youtube), chats, Facebook e Twitter (Tabela 13.1).[1,2] Essas são ferramentas que revolucionaram a velocidade e o acesso a informações.[3] Através de meios portáteis de acesso fácil, como computadores, *tablets* e telefones celulares, pode-se propagar a promoção de saúde de fácil acesso, melhorar a interação entre pacientes, cuidadores e profissionais de saúde, disseminar informações sobre protocolos de pesquisa científica etc.[2]

Além dos pacientes oncológicos, as mídias sociais podem ser uma importante ferramenta educacional para médicos, a fim de promover informações com embasamento científico para os pacientes e para outros profissionais de saúde.[4]

Há aspectos éticos e legais sobre o uso das mídias sociais pelos profissionais da saúde que devem ser destacados:[4]

- Respeitar a confidencialidade de indivíduos e instituições e o cumprimento das leis nacionais dos conselhos de classe.

- Respeitar os direitos autorais.

- Separar o pessoal do profissional.

- Divulgar o papel, os relacionamentos e os conflitos de interesses.

- Revisar os requisitos de licenciamento profissional do estado.

- Usar as divulgações para reforçar que as comunicações das redes sociais não constituem conselho médico, as respostas podem não ser oportunas, a precisão das informações não é assegurada, as comunicações não são confidenciais etc.

Tabela 13.1
Mídias sociais e outros tipos de comunicação eletrônica.

Mídias sociais	Comunicação eletrônica
• *Blogs*	• E-mail
• *Microblogs*	• Listserv
• Sites de *networking*	• Páginas regulares na web
• Sites de *bookmarking*	• *PreRecorded podcast*
• Grupo de suporte *on-line* (fórum)	
• Sites de compartilhamento de vídeos	
• Sites de compartilhamento de fotos	
• Mundo virtual	
• Wikis	
• Algumas formas de jogos *on-line*	

Fonte: Adaptada de Koskan et al., 2014.[2]

As mídias sociais que trazem informações sobre câncer focam mais nos de mama e próstata; porém, outros tipos, como osteossarcoma, rabdomiossarcoma, de testículo, de pele, cervical, ovariano, de pulmão e colorretal também aparecem nesses meios digitais.[2] Em 2015, apenas em câncer de mama, verificaram-se 3.200.128 de postagens, sendo que 1.024.041 eram sobre tratamento.[5]

O Twitter, um serviço *on-line* criado em 2006, envia mensagens de até 140 caracteres (tweets).[1] Em 2014, já haviam 280 milhões de usuários ativos/mês e, em 2016, durante o Congresso Americano de Oncologia, cerca de 15.800 autores o utilizavam.[1,6] Na área da saúde, essa rede social ajuda na interação de pacientes com interesses e preocupações comuns, como por exemplo, pacientes com câncer de mama, pulmão, pâncreas e ginecológicos.[1]

≡ Mídias sociais na saúde

A comunicação em saúde tem sido transformada pelo avanço das tecnologias de internet, por exemplo, de 2005 a 2009 a participação em mídias sociais quadruplicou e, em sites de pesquisa, há pelo menos 1.500.000 citações sobre nutrição e câncer em português.[7] Esses avanços tecnológicos da internet e a mudança no comportamento modificaram a comunicação em saúde em todas as áreas médicas, não sendo diferente na oncologia.[7]

Tendo como exemplo os Estados Unidos, 85% dos americanos usam a internet regularmente, e metade desses usuários fazem parte de pelo menos um tipo de site de *networking*, como Facebook, Twitter etc., sendo que esse número cresce rapidamente.[5] Cerca de 50% desses usuários têm mais que 35 anos de idade e não há um grupo racial predominante.[5]

Quando falamos de médicos na área de oncologia, esta parece ser a especialidade que mais utiliza as mídias sociais. Entre os médicos mais jovens (18 a 44 anos), o uso das mídias chega a 65%. Já a faixa etária entre 45 e 54 anos, além de usarem menos as mídias (até 22%), tem maiores preocupações legais e éticas sobre seu uso.[8]

Hospitais e instituições de saúde utilizam as mídias sociais para reforçar a marca do serviço, disseminar conhecimentos de saúde e ampliar os laços com os pacientes.[3]

As informações não se restringem a pacientes, profissionais e instituições de saúde, os jornalistas e os meios de comunicação também são importantes. Felizmente, no Brasil, houve um crescimento e valorização da comunidade científica pelos meios de comunicação, disponibilizando dados mais confiáveis e embasados.[9] Há diferenças entre as regiões brasileiras, o Sudeste utiliza mais dados da produção científica internacional, e as demais, dados nacionais.[9] As reportagens sensacionalistas e sem conteúdo científico correspondem a menos de 8% do total.[9]

Entre as mídias sociais, o Twitter tem não apenas um grande potencial de comunicação e disseminação de informação entre os pacientes com câncer, mas também parece ser promissor como ferramenta de recrutamento de pacientes para pesquisas em oncologia.[10] Embora essa ferramenta, que apresenta grande potencial educacional, seja bastante utilizada pelos pacientes e leigos, a classe médica, comparativamente, faz pouco uso.[3]

Existem vários mecanismos que mostram a influências positivas e negativas das mídias sociais na saúde:[1,2,7,11]

Positivas:

- Aumento do suporte social e interconectividade entre as pessoas.
- Informação mais democrática e controlada pelos pacientes.
- Programas de saúde pública as utilizam como plataformas de comunicação e promoção de saúde.
- Redução dos sintomas de ansiedade, estresse e depressão dos pacientes.

- Facilidade de comunicação entre pacientes e equipe de saúde/cuidadores.
- Suporte para os sobreviventes.

Negativas:

- Aumento da disseminação de informações erradas e sem credibilidade científica.
- Pessoas sem acesso à internet são excluídas das informações sobre saúde nas mídias.
- Baixa adesão na população maior de 55 anos.

≡ Mídias sociais e a relação médico-paciente: contribuições da psicanálise

É inegável a difusão e o uso de mídias sociais no âmbito da saúde e, como apontado anteriormente, muitas são as vantagens para os pacientes que as utilizam em seus tratamentos. Todavia, é de suma importância destacar que essas ferramentas não devem prescindir de um elemento, que por vezes é subestimado, mas fundamental em qualquer tratamento – a relação médico-paciente.[12]

Sigmund Freud, considerado o pai da psicanálise, foi o primeiro a se atentar para um fenômeno clínico de suma importância para a condução do tratamento – a transferência. Ou seja, para que a palavra do médico tivesse peso de interpretação, dando um significado ao mal-estar do paciente, a ponto de ele querer se engajar no tratamento, era necessário, primeiramente, que ocupasse um lugar de importância no psiquismo do paciente.[13]

Um pouco mais adiante no movimento psicanalítico, Jacques Lacan em sua conferência "O lugar da psicanálise na medicina", afirmava que a psicanálise teria muito a contribuir com a medicina. Dessas contribuições, destacamos duas: 1) dar o devido lugar à transferência; 2) estabelecer a diferença entre demanda e desejo.[14] Ou seja, para Lacan,

aquele que sente um mal-estar, seja ele físico e/ou psíquico, endereça seu sintoma como um enigma a ser decifrado por alguém a quem supõe um saber. Na relação médico-paciente essa suposição de saber configura-se como a transferência e é o motor do tratamento. Assim, o saber que o paciente deposita em seu médico vai propiciar que o tratamento possa ocorrer, uma vez que esse médico é colocado no lugar daquele que detém a verdade sobre o sofrimento de quem o procurou. Todavia, nem sempre uma relação de confiança entre médico e paciente garante que o tratamento transcorra sem obstáculos.

Não é infrequente que um paciente, apesar de dizer querer sanar seu sofrimento, não se engaje em seu tratamento da maneira adequada e faça exatamente o contrário daquilo que lhe foi orientado por seu médico. É verdade que, muitas vezes, essa incoerência pode estar calcada na falta de informações. Todavia, não raro, o paciente tem ciência da importância e função de seu tratamento, mas ainda assim não o realiza da melhor maneira possível. É nesse ponto que vemos se demarcar uma diferença entre demanda e desejo. Assim, nem tudo aquilo que o paciente diz querer é o que de fato deseja. Aliás, como aponta Lacan, o desejo pode estar na direção diametralmente oposta.

Assim, por mais que o paciente diga que quer se movimentar em direção à cura ou, pelo menos, à melhora de seus sintomas, observa-se um movimento, muitas vezes repetido, para a morte. Essa repetição não é sem valor e deve ser considerada. Freud em seu texto "Além do princípio do prazer" é capturado por situações clínicas nas quais observa seus pacientes se colocando repetidamente em situações desprazerosas. A partir disso, elabora o conceito de compulsão a repetição, atrelado a outro conceito psicanalítico – a pulsão de morte. Dessa maneira, para além da força que nos impulsiona à vida – a pulsão de vida – há no humano, uma tendência paralela de se movimentar em direção a sua própria destruição, à morte.[15]

Sendo assim, por mais que o uso de ferramentas digitais facilite o acesso do paciente oncológico a informações que possibilitam o diagnóstico precoce, bem como auxiliam no próprio tratamento, é na relação transferencial com seu médico que questões arcaicas e que extrapolam o âmbito da informação se manifestam e podem ser tratadas ou encaminhadas a profissionais da equipe multidisciplinar, tais como o psicólogo hospitalar. A seguir, o caso clínico apresentado ilustra o que foi discutido até então.

☰ Dr. Google

Ivan trabalhava com tecnologia da informação e, por isso, quando diagnosticado com câncer gástrico fazia uso da internet como uma fonte de informações sobre sua doença, bem como sobre as possibilidades de tratamento, inclusive o tipo de dieta mais indicado para sua doença. O que chamava a atenção nos atendimentos psicológicos era o quanto a palavra da equipe médica parecia ter menos valor em comparação às informações adquiridas por meio das mídias digitais, as quais apelidou de Dr. Google.

Assim, se por um lado o paciente mostrava-se muito bem informado sobre sua condição, sofria pelo fato de não se sentir seguro após as consultas médicas, tendo que checar todas as informações na internet e, por vezes, não conseguindo atribuir sentido aos tratamentos propostos.

Dessa maneira, a partir dos atendimentos psicológicos, a equipe médica foi orientada a conversar com o paciente sobre o fato de que as informações encontradas virtualmente diziam respeito a sua doença e não à maneira singular como ela se manifestava em seu corpo. Essa intervenção faz furo no saber virtual e possibilita a suposição de um saber à equipe, abrindo caminho para o estabelecimento da relação transferencial.

☰ Conclusões

As mídias sociais fazem parte da comunicação no mundo contemporâneo, não sendo diferente na área da saúde. Os órgãos e instituições responsáveis pelos profissionais de saúde devem auxiliá-los quanto ao melhor uso dessa ferramenta, estimulando a divulgação de informações científicas e corretas para os pacientes. Essa tecnologia pode contribuir com prevenção, diagnóstico, tratamento e cura do câncer, além de reduzir sintomas de depressão, ansiedade e estresse, por isso, deve ser utilizada da melhor maneira possível. Todavia, é importante ressaltar que o uso de mídias sociais pode impactar negativamente na relação médico-paciente, caso o fenômeno clínico da transferência não seja reconhecido e manejado de acordo com cada caso.

☰ Referências

1. Attai DJ, Cowher MS, Al-Hamadani M, Schoger JM, Staley AC, Landercasper J. Twitter social media is an effective tool for breast cancer patient education and support: patient-reported outcomes by survey. J Med Internet Res. 2015;17(7):e188.

2. Koskan A, Klasko L, Davis SN, Gwede CK, Wells KJ, Kumar A et al. Wells, Ambuj Kumar NL and CDM. Use and taxonomy of social media in cancer-related research: a systematic review. Am J Public Health. 2014;104(7):e20-37.

3. Chaudhry BA, Glode LM, Gillman M, Miller RS. Business of oncology technology and innovation trends in twitter use by physicians at the American Society of Clinical Oncology Annual Meeting, 2010 and 2011. J Oncoloogy Pract. 2012;8(3).

4. Dizon BDS, Graham D, Thompson MA, Johnson LJ, Johnston C, Fisch MJ et al. Original contribution practical guidance: the use of social media in oncology practice. J Oncol Pract. 2012;8(5):e114-24.

5. Freedman RA, Viswanath K, Vaz-luis I, Keating NL, Sciences B. Techniques to understand barriers to breast cancer treatment. Breast Cancer Res Treat. 2017;158(2):617-32.

6. Pemmaraju N, Thompson MA, Mesa RA, Desai T. Analysis of the use and impact of twitter during American Society of Clinical Oncology annual meetings from 2011 to 2016: focus on advanced metrics and user trends. Oncol Pract. 2017;13(7):e623-31.

7. Chou WY, Hunt YM, Beckjord EB, Moser RP, Hesse BW. Social Media Use in the United States:

Implications for Health Communication. J Med Internet Res. 2009;11(4):e48.

8. Adilman R, Rajmohan Y, Brooks E, Urgoiti GR, Chung C, Hammad N, et al. Social media use among physicians and trainees: results of a national medical oncology physician survey. J Oncoloogy Pract. 2016;12(1).

9. Jurberg C, Gouveia ME. Na mira do câncer: o papel da mídia brasileira. Rev Bras Cancerol. 2006;52(2):139-46.

10. Sedrak MS, Cohen RB, Merchant RM, Schapira MM. Cancer communication in the social media age. JAMA Oncol. 2016;2(6):822-3.

11. Beaudoin CE, Tao C. Benefiting from social capital in online support groups: an empirical study of cancer patients. Cyber Psychology Behav. 2007;10(4).

12. Barbosa AMFC, Furtado AM, Franco ALM, Berino CGS, Pereira CR, Arreguy MS et al. As novas tecnologias de comunicação: questões para a clínica psicanalítica. Cad Psicanal. 2013;35(29):59-75.

13. Freud S. Sobre o início do tratamento (novas recomendações aos médicos que exercem a psicanálise I). In: Edição Standard Brasileira das Obras Psicológicas Completas de Sigmund Freud (Vol. XII). Rio de Janeiro: Imago; 1996 (trabalho original publicado em 1913[1911]).

14. Lacan J. O lugar da psicanálise na medicina. In: Opção Lacaniana. Revista Brasileira Internacional de Psicanálise. 2001;(32):8-14. São Paulo: Eolia (obra original publicada em 1966).

15. Freud S. Além do princípio do prazer (1920). In: Pequena coleção das obras de Freud; trad. C.M. Oiticica. Rio de Janeiro: Imago; 1975.

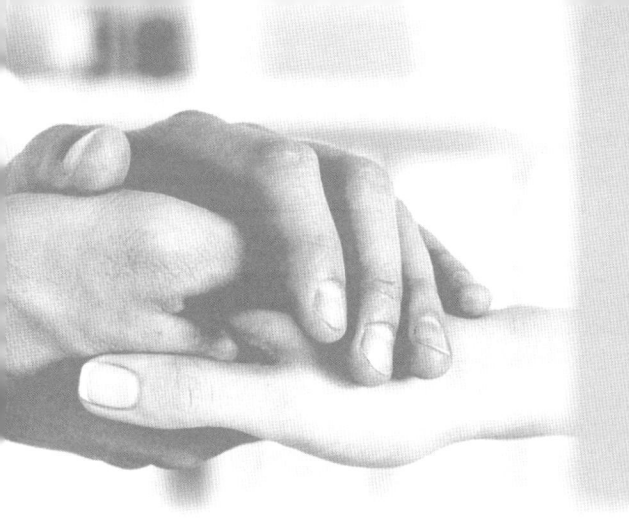

Capítulo 14

Andrea Pereira

Rogério Silicani Ribeiro

Paulo Rosenbaum

Fernando C. Maluf

O controle glicêmico no acompanhamento do paciente oncológico

≡ Introdução

As alterações da glicemia são frequentes entre pacientes com câncer. Em nosso meio, a hiperglicemia acomete até um terço dos pacientes oncológicos internados, sendo mais comuns nos portadores de diabetes. O envelhecimento populacional e a incidência crescente de excesso de peso têm causado um aumento da incidência do câncer e do diabetes. Estudos epidemiológicos observam maior incidência de vários tipos de câncer em indivíduos com diabetes, particularmente do tipo 2, quando comparado a pessoas sem diabetes. Essa correlação se explica pelos fatores de risco comuns às duas patologias, em especial a idade, a alimentação inadequada, o sedentarismo e a obesidade, e pelas influencias recíprocas na origem dessas doenças.[1]

≡ Hiperglicemia e câncer

A glicólise é uma das reações fisiológicas para a produção de energia na forma de ATP, sendo muito mais pronunciada na célula tumoral e associada à elevada secreção de lactato, independente dos níveis normais de oxigênio, dentro de um processo anaeró-bio.[2,3] A replicação da célula cancerígena, conhecida como efeito Warburg, difere da célula normal e subdivide-se em duas fases: alteração mitocondrial e estímulo à formação do lactato pela glicólise no citosol da mitocôndria.[2-5] Além disso, a membrana da célula tumoral apresenta uma expressão aumentada do GLUT1, um transportador com alta afinidade a glicose.[5]

Além da glicose como fonte de energia para a proliferação neoplásica, apresenta também a glutaminólise, um processo caracterizado pela quebra da glutamina no ciclo do ácido tricarboxílico.[3,5-8] Ambos processos de produção de energia pela célula neoplásica são visualizados na Figura 14.1.[3]

A célula tumoral consome entre 47 e 70% de glicose, enquanto a normal 2 a 18%.[6] Dessa maneira, a célula neoplásica apresenta características que favorecem uma maior produção de glicose, para suprir a sua necessidade aumentada.

Dentro desse contexto, fatores como alimentação, estilo de vida, *diabetes mellitus* tipo 2 e obesidade, que aumentam o nível sérico de glicose, podem contribuir para o desenvolvimento de alguns tipos de câncer.[9]

Figura 14.1
Regulação da glicólise e glutaminólise pela célula normal e tumoral.

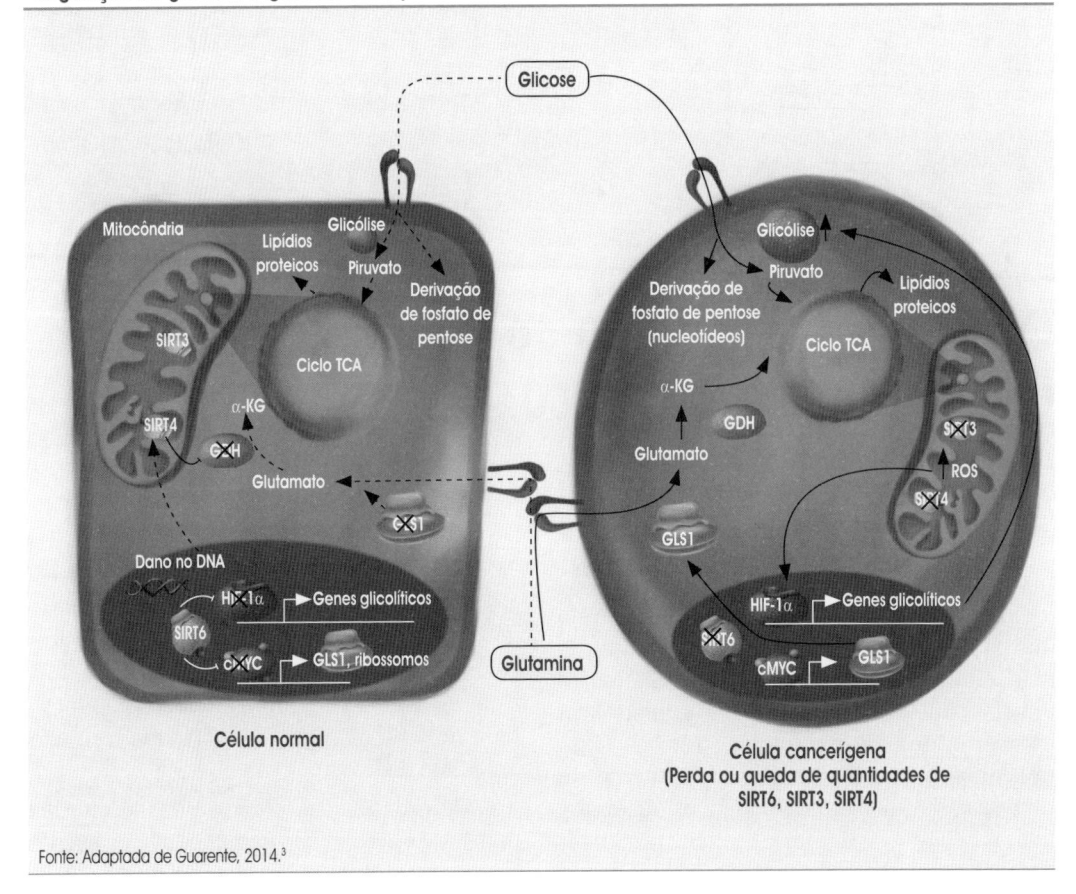

Fonte: Adaptada de Guarente, 2014.[3]

Os mecanismos fisiopatológicos relacionados com o diabetes tipo 2, a forma mais comum da doença, também estão envolvidos no processo de carcinogênese. O aumento da gordura visceral causa uma elevação dos mediadores inflamatórios, como interleucinas e fator de necrose tumoral, os quais dificultam a ação da insulina de promover a entrada de glicose nas células. De maneira compensatória, as células beta do pâncreas aumentam a secreção de insulina para manter equilibrados os níveis de glicemia. A hiperinsulinemia promove o crescimento de células cancerosas, já que apresentam o receptor de insulina IGF1. Como a insulina é transportada pelo sistema porta-hepático, o fígado e o pâncreas são expostos a maior concentração desse hormônio. Fatores associados com o diabetes, como esteatose e cirrose, também aumentam a susceptibilidade para câncer de fígado. Com relação ao câncer de pâncreas é difícil estabelecer a inter-relação, pois o aumento da glicemia é consequência do câncer de pâncreas (causalidade reversa). Os pacientes com diabetes têm o dobro do risco de neoplasias de fígado, pâncreas e endométrio e 20 a 50% mais risco de câncer colorretal, de mama e de bexiga. Apenas para o câncer de próstata existe um risco menor em homens diabéticos, provavelmente por menores níveis de testosterona (Tabela 14.1).[10]

Tabela 14.1
Associação de diabetes e câncer.

Associação de diabetes com	N. de casos	I^2	Evidência para bias	Efeitos randomizados (95% CI) e 95% de intervalos de previsão	Efeitos randomizados (95% CI)	95% intervalos de previsão
Incidência de câncer de próstata	135.970	95	Não		0,91 (0,82 a 1,01)	0,49 a 1,69
Incidência de câncer de pulmão	207.454	95	Não		1,03 (0,94 a 1,13)	0,70 a 1,52
Incidência de câncer de estômago	15.970	81	Sim		1,09 (0,98 a 1,22)	0,72 a 1,65
Incidência de câncer total	38.010	79	Não		1,10 (1,04 a 1,17)	0,90 a 1,35
Mortalidade de câncer de rim	2.646	0	Sim		1,16 (1,01 a 1,33)	0,97 a 1,37
Incidência de câncer de tireoide	1.230	0	Não		1,16 (0,97 a 1,39)	0,93 a 1,45
Mortalidade de câncer total	11.386	82	Não		1,16 (1,04 a 1,30)	0,80 a 1,70
Incidência de câncer de ovário	7.651	41	Sim		1,17 (1,02 a 1,34)	0,79 a 1,72
Incidência de câncer de mama	30.859	48	Não		1,20 (1,12 a 1,28)	1,01 a 1,43
Mortalidade de câncer colorretal	4.394	81	Não		1,20 (1,03 a 1,40)	0,74 a 1,94
Mortalidade de câncer endometrial	103	64	Sim		1,23 (0,78 a 1,93)	0,28 a 5,36
Mortalidade de câncer de mama	4.442	81	Sim		1,24 (0,95 a 1,62)	0,49 a 3,16
Incidência de câncer colorretal	61.690	48	Não		1,27 (1,21 a 1,34)	1,07 a 1,52
Incidência de mieloma múltiplo	3.051	85	Sim		1,27 (0,98 a 1,64)	0,56 a 2,86
Incidência de linfoma não-Hodgkin	12.353	85	Sim		1,27 (1,09 a 1,48)	0,70 a 2,30
Incidência de leucemia	4.156	89	Não		1,28 (1,05 a 1,57)	0,66 a 2,48
Mortalidade de câncer de estômago	2.447	82	Sim		1,29 (1,04 a 1,59)	0,66 a 2,49
Incidência de câncer de esôfago	3.001	41	Sim		1,30 (1,12 a 1,50)	0,86 a 1,95
Incidência de câncer de bexiga	50.676	95	Sim		1,35 (1,17 a 1,56)	0,61 a 3,02
Incidência de câncer de rim	12.980	93	Sim		1,38 (1,10 a 1,72)	0,55 a 3,44
Incidência de câncer de vesícula	1.821	32	Não		1,52 (1,26 a 1,84)	0,99 a 2,33
Incidência de ECC	2.431	64	Não		1,63 (1,29 a 2,05)	0,86 a 3,08
Incidência de câncer de pâncreas	52.445	94	Não		1,95 (1,66 a 2,28)	0,87 a 4,34
Incidência de ICC	3.152	54	Não		1,97 (1,57 a 2,46)	1,11 a 3,49
Incidência de câncer endometrial	8.174	60	Não		1,97 (1,71 a 2,27)	1,23 a 3,16
Incidência de HCC	33.765	97	Sim		2,31 (1,87 a 2,84)	0,66 a 8,02
Mortalidade de HCC	292	79	Não		2,43 (1,67 a 3,55)	0,78 a 7,54

———— Efeitos randomizados (95% CI)

••••••• 95% de intervalos de previsão

0   0,5   1,0   1,5   2,0   2,5   3,0   3,5   4,0

Fonte: Adaptada de Tsilidis et al., 2015.[10]

Por outro lado, o câncer pode aumentar a resistência à insulina e desencadear hiperglicemia, principalmente nos pacientes com diabetes. As principais causas da hiperglicemia em paciente oncológico são o aumento da resistência à insulina, em razão da resposta sistêmica hormonal e inflamatória ao estresse, a utilização de drogas hiperglicemiantes no tratamento oncológico e a liberação direta de mediadores inflamatórios e hormonais que causam de forma direta a hiperglicemia por alguns subtipos de células neoplásicas.[11]

O aparecimento de hiperglicemia de forma súbita em pacientes diabéticos previamente controlados, ou mesmo em pacientes sem diabetes prévio, pode ser a primeira manifestação clínica do câncer e deve suscitar uma avaliação clínica e laboratorial cuidadosa para o rastreamento dos diferentes tipos de câncer de acordo com as características epidemiológicas do paciente. A hiperglicemia aumenta o risco de infecções e morte, principalmente em pacientes imunossuprimidos e nos pacientes sem diabetes prévio.[11,12]

Indivíduos com diabetes tem uma sobrevida menor que a dos não diabéticos após o diagnóstico de câncer. O descontrole glicêmico tem consequências de curto e longo prazo no prognóstico de pacientes oncológicos. A hiperglicemia eleva a osmolaridade sérica e consequentemente o volume de diurese causando desidratação. Em curto prazo, a associação entre hiperglicemia e os sintomas gastrointestinais mais comuns desencadeados pelo câncer ou pelo tratamento oncológico, como perda de apetite, náusea, vômito e diarreia, podem limitar o uso dos quimioterápicos, aumentar o risco de perda de função renal e desencadear descompensações clínicas que necessitam internação hospitalar. Estudos relatam que a hiperglicemia sérica piora o prognóstico, diminui a resposta ao tratamento e reduz a sobrevida de certos tipos de câncer, como linfoma, leucemia, de pulmão, cervical, de estômago, entre outros.[13-15] Em câncer de mama, esse aumento do nível sérico de glicemia, está relacionado com uma maior chance de recidiva e metástases.[16,17]

Em longo prazo, a redução do número de ciclos e da dose dos quimioterápicos está associada a menor eficácia do tratamento oncológico e pode explicar a maior mortalidade entre pacientes oncológicos com diabetes. Nos pacientes oncológicos curados sem diagnóstico prévio de diabetes, mas que apresentaram hiperglicemia durante o tratamento, é fundamental a reavaliação, do ponto de vista metabólico, em razão do maior risco futuro de desenvolver diabetes.[12]

Além da hiperglicemia, também é importante considerar a hipoglicemia em pacientes diabéticos com doença neoplásica. A inapetência e a dificuldade para alimentar-se, em decorrência dos sintomas gastrointestinais, podem precipitar a queda da glicemia e determinar ajustes no tratamento. Assim como a hiperglicemia, a hipoglicemia também se relaciona com maior risco de morte e deve ser evitada.

☰ Avaliação inicial do diabetes em pacientes oncológicos

Todo paciente oncológico deve incluir o controle glicêmico e rastreamento de diabetes em sua avaliação inicial. As principais justificativas para essa conduta são a falta de conhecimento do diagnóstico prévio de diabetes por metade dos portadores da doença, a ocorrência de hiperglicemia em pacientes previamente bem controlados ou sem diabetes prévio, as influências recíprocas entre controle glicêmico e o prognóstico do câncer, as vantagens do tratamento em relação à hiperglicemia negligenciada e descontrolada, notadamente acima de 200 mg/dL.[12]

Em pacientes oncológicos ambulatoriais, o controle glicêmico e o diagnóstico de diabetes podem ser avaliados por meio da dosagem da glicemia em jejum em sangue periférico e da dosagem de hemoglobina glicada. O diagnóstico de diabetes é estabelecido pela presença de duas amostras distintas com níveis de glicemia superiores a 126 mg/dL ou pela elevação da hemoglobina glicada superior a 6,5%. Embora a dosagem de hemoglobina glicada tenha as vantagens de não ser influenciada pela alimentação e ter elevada especificidade, tem a desvantagem da baixa sensibilidade, de cerca de 67%, além de custo elevado.[18]

Os pacientes com glicemia em jejum entre 100 e 126 mg/dL ou níveis de hemoglobina glicada entre 5,7 e 6,5% são identificados em uma categoria com maior risco de desenvolver diabetes, denominada pré-diabetes. Nesse subgrupo, é recomendável a complementação do rastreamento com teste de tolerância oral à glicose. Essa prova diagnóstica é constituída pela dosagem de glicemia plasmática é repetida em jejum, 2 horas após sobrecarga com 75 gramas de glicose via oral (TTOG). O diagnóstico é definido por níveis superiores a 200 mg/dL (Tabela 14.2).[18]

Tabela 14.2
Valores de corte para o diagnóstico de diabetes.

	Pré-diabetes	Diabetes
Glicemia de jejum	100 a 126 mg/dL	> 126 mg/dL
Glicemia 2 h após TTOG	140 a 200 mg/dL	> 200 mg/dL
Hemoglobina glicada	5,7 a 6,5%	> 6,5%

TTOG: teste de tolerância oral à glicose.

☰ Avaliação da hiperglicemia em pacientes oncológicos

Independentemente do diagnóstico do diabetes, é fundamental o rastreamento da hiperglicemia sempre que houver um fator agudo de estresse, como cirurgia, tratamento quimioterápico, uso de corticoide, nutrição por via enteral e parenteral, piora clínica e internação hospitalar. A hiperglicemia pode ser avaliada com glicemia sérica adicionada aos exames realizados para monitoramento do paciente oncológico, mais confiável que a glicemia capilar.[12]

No entanto, a dosagem de glicemia capilar pode ser usada como estratégia de rastreamento rápido e fácil durante quimioterapia ou internação hospitalar. É recomendável que o método de glicemia capilar atenda às recomendações de ser comparável as soluções controles de concentração alta e baixa previamente conhecidas ou comparável a dosagem de glicose sérica (padrão de referência) para controle da acurácia. De acordo com as normas regulatórias de testes laboratoriais remotos da Agência Nacional de Vigilância Sanitária (RDC 302, de 13 de outubro de 2005), devem ser identificados o paciente, o profissional (devidamente capacitado para o método), o local e a hora de realização do teste e o valor da dosagem. O aparelho utilizado deve ser validado para o tipo de amostra de sangue analisada que pode ser capilar, venosa ou arterial.[19]

A maioria dos erros de dosagem de glicemia capilar ocorre na fase pré-analítica em decorrência da limpeza inadequada do local da punção, contaminação ou diluição da amostra com soluções de glicose administradas no paciente, pressão excessiva no dedo para punção da amostra de glicemia capilar, preenchimento inadequado da tira reagente e amostra insuficiente. Amostras capilares de pacientes com má-perfusão periférica, choque ou edema devem ser evitadas. Todos os resultados alterados na avaliação inicial devem ser confirmados em uma nova amostra colhida cuidadosamente.[20]

Os níveis de corte para diagnóstico de hiperglicemia são distintos nos pacientes ambulatoriais e internados. Em pacientes ambulatoriais, a glicemia é definida por níveis superiores a 126 mg/dL em jejum e 200 mg/dL após a refeição. Em pacientes internados, a hiperglicemia é definida por níveis de glicose superiores a 140 mg/dL em jejum e 180 mg/dL em períodos aleatórios. Se identifica-da a hiperglicemia, deve ser confirmada com uma segunda dosagem o mais breve possí-vel para afastar a possibilidade de um erro técnico e possibilitar o tratamento oportuno. Convém dosar a hemoglobina glicada (A1c) para estabelecer o diagnóstico de diabetes, caso haja valores acima de 6,5% ou avaliar o controle em pacientes diabéticos previamen-te diagnosticados.[12,18]

Ainda na avaliação inicial, é fundamental estabelecer o diagnóstico diferencial entre a hiperglicemia desencadeada pelo estresse, o estado hiperosmolar, hiperglicêmico e a cetoacidose diabética, complicações agudas com maior mortalidade e que requerem pro-tocolos específicos de reposição hidroeletro-lítica, maior cuidado no ajuste de dose de in-sulina e atenção aos níveis de eletrólitos.[12,21] O estado hiperosmolar ocorre nos portadores de diabetes tipo 2 que apresentam níveis gli-cêmicos acima de 500 mg/dL (limite superior da maioria dos métodos de glicemia capilar) e está associado a desidratação severa e alta mortalidade. Assim, quando o monitor de gli-cemia capilar indica hiperglicemia acima do limite superior, recomenda-se a dosagem da glicemia sérica, do sódio e o cálculo da osmo-laridade plasmática para diagnóstico.[21]

A cetoacidose ocorre nos pacientes com antecedente pessoal de diabetes tipo 2 em uso de insulina, diabetes tipo 1, patologias que afetam o pâncreas ou tratados com inibi-dor do cotransportador renal de sódio-glicose tipo 2 (SGLT2). Nesse grupo de risco, reco-menda-se rastrear a presença de cetoacidose por meio da dosagem de cetona no sangue ou na urina, principalmente se houver valores de glicemia superiores a 250 mg/dL. Se houver presença de cetonas na urina ou sangue, a avaliação laboratorial deve ser complementa-da com gasometria para avaliação do equilí-brio acidobásico, dosagem de sódio, potássio e fósforo e classificação da gravidade.[21]

Finalmente, a hipoglicemia é definida por valores de glicemia inferiores a 70 mg/dL em pacientes em geral mesmo sem sinto-mas. Essa liberalidade do limite tem o papel de estabelecer condutas precocemente para evitar consequências para o paciente. No en-tanto, indivíduos saudáveis jovens, magros e do sexo feminino podem apresentar níveis glicêmicos de até 50 mg/dL de forma fisio-lógica sem sintomas ou consequências pato-lógicas. De modo consensual, os níveis glicê-micos inferiores a 40 mg/dL têm o potencial de causar arritmias e danos neurológicos irreversíveis e são considerados graves.[12]

≡ Mudanças no estilo de vida e prática de atividade física

As mudanças de estilo de vida e prática de atividade física para esse grupo de pa-cientes é fundamental para a diminuição da gordura corporal, reduzindo a resistência à insulina e ocasionando a redução dos níveis glicêmicos.[22,23] Essas medidas apresentam efeitos benéficos em curto prazo; porém, em longo prazo pode haver reganho de peso e os resultados não são tão promissores, por isso, essas mudanças devem ser associadas a medicamentos.[23]

A dieta com mais fibras, menores índices de gordura saturada/trans e combinada com atividade física regular pode reduzir de 42 a 58% a progressão do *diabetes mellitus* tipo 2 e a resistência à insulina, reduzindo a glice-mia sérica.[22]

Além disso, a dieta hipocalórica e hiper-proteica tem mostrado maior perda de peso nos pacientes obesos. Essa dieta tem mos-trado maior saciedade, maior perda de peso, maior aderência e redução do nível glicêmi-co.[24,25] Os estudos não demonstram que a exclusão do carboidrato na dieta, tanto para o controle glicêmico como no tratamento on-cológico, é necessária e/ou apresentam signi-ficância na melhora do prognóstico.

O exercício físico regular é considerado um dos pilares do controle glicêmico, juntamente com medicamentos e dieta.[26,27] Recomenda-se pelo menos 150 minutos por semana a 4 horas por semana de exercícios aeróbicos moderados a intensos; quando não existe contraindicações, e 3 a 4 vezes por semana de exercícios resistidos com repetições que variem de 8 a 10, alternando-se o grupamento muscular.[27]

Essas recomendações dietéticas e de prática de atividade física acarretam na redução de gordura corporal, aumento da massa magra e redução da glicemia, sendo importantes na melhora do prognóstico e sobrevida do câncer, devendo ser incentivadas em todos os pacientes oncológicos desde o diagnóstico da doença até no período após a cura.

≡ Controle glicêmico no paciente oncológico estável

Como via de regra no acompanhamento ambulatorial, o paciente oncológico clinicamente estável e com doença controlada recebe a mesma conduta terapêutica para o diabetes que o paciente sem diagnóstico de câncer. É recomendável a avaliação do endocrinologista para o melhor tratamento do paciente com diagnóstico de diabetes. Considerando que mais de 95% dos casos de diabetes são do tipo 2, a primeira linha de tratamento é com uso de metformina em dose inicial de 500 mg ao dia podendo aumentar até 2 g por dia. Além disso, todos os pacientes devem ser orientados para manter uma alimentação saudável e um nível de atividade física adequado. Se houver persistência da hiperglicemia ou hemoglobina glicada superior a 7%, devem ser adicionados outros fármacos de acordo com o perfil do paciente.[18]

As sulfonilureias são a classe de drogas mais utilizadas, em razão do baixo custo e alta eficácia. Essa classe aumenta a secreção de insulina pela célula beta de maneira potente, mas apresenta risco de ganho de peso e hipoglicemia. Em pacientes com perda de função renal podem ser utilizados os inibidores de DPP4, que reduzem a degradação das incretinas, hormônios sintetizados no intestino que regulam a liberação de insulina e glucagon. Também são opções menos usadas nesses pacientes a repaglinida e a pioglitazona, esta última associada a risco de câncer de bexiga.[18]

Mais recentemente, foram adicionados ao arsenal terapêutico do diabetes, o uso de análogos de GLP-1, principal incretina envolvida na regulação da glicose. Essa classe tem elevada potência em reduzir os níveis de glicose e promover perda de peso, mas tem sido associada por alguns autores a um aumento do risco de câncer de pâncreas e pode causar sintomas gastrointestinais, agravando os efeitos da quimioterapia.[18]

Finalmente, podem ser usados os inibidores de SGLT2, que estimulam a eliminação de glicose na urina. Apesar de promover a perda de peso, essa classe aumenta o risco de infecção urinária, perda de volume circulante, desidratação e aumenta a incidência de amputações em pacientes com doença arterial estabelecida. Tem sido descrita a maior ocorrência de cetoacidose em pacientes em uso de inibidores de SGLT2, principalmente nos pacientes com dependência de insulina ou apresentando comorbidades agudas.[18]

Na Figura 14.2, pode-se observar as possibilidades terapêuticas para os pacientes oncológicos.[28]

≡ Controle glicêmico no paciente oncológico com uso de insulina

A insulina está indicada se houver níveis de hiperglicemia superiores a 200 mg/dL, hemoglobina glicada superior a 8% ou perda ponderal significativa. Para a prescrição adequada, é recomendável a avaliação endocrinológica e fundamental conhecer o perfil de ação das principais insulinas descritos na Tabela 14.3.

Figura 14.2
Alternativas terapêuticas no paciente oncológico estável.

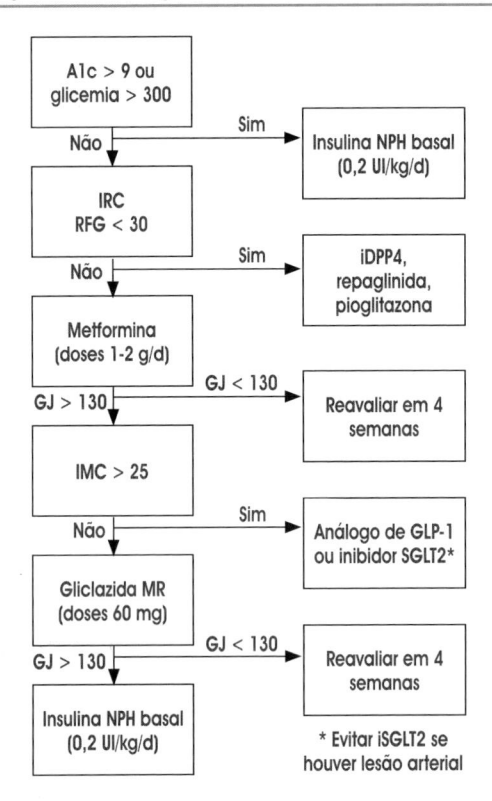

Fonte: Adaptada de Menéndes, 2018.[28]

Tabela 14.3
Perfil de ação das principais insulinas.

Tipo	Início	Pico	Duração
Regular (via IV)	Imediato	–	4-5 min
Lispro/glulisina/asparte	5-15 min	1-2 h	4-6 h
Regular	30-60 min	2-3 h	6-10 h
NPH	2-4 h	4-10 h	12-18 h
Glargina	2 h	–	20-24 h
Detemir	2 h	–	20-24 h
Degludeca	30-90 min	–	Maior que 24 h

Fonte: Adaptada de Guarente, 2014.[3]

O esquema de tratamento de escolha é o uso de insulina basal (NPH, glargina ou detemir) na dose de 0,2 UI/kg/dia preferencialmente aplicada ao deitar. Nesse caso, recomenda-se o monitoramento de glicemia capilar antes e 2 horas após as refeições. Se persistirem níveis superiores a 130 mg/dL podem ser adicionadas doses prandiais de insulina regular ou análogos de ação ultrarrápida antes das refeições.[28]

Todos os pacientes em uso de insulina devem ser orientados quanto às diferentes maneiras de aplicação de insulina em seringa e caneta (se disponível), ao monitoramento de glicemia e a resposta em caso de valores altos e baixos de glicemia. A hipoglicemia é a principal reação adversa relacionada com o uso de insulina e deve ser evitada por meio de uma alimentação fracionada e do ajuste constante das doses de insulina.

A Figura 14.3 apresenta um exemplo de algoritmo para ajustes de dose de insulina em pacientes com hiperglicemia para uso ambulatorial.

Figura 14.3
Ajustes das doses de insulina em pacientes com hiperglicemia.

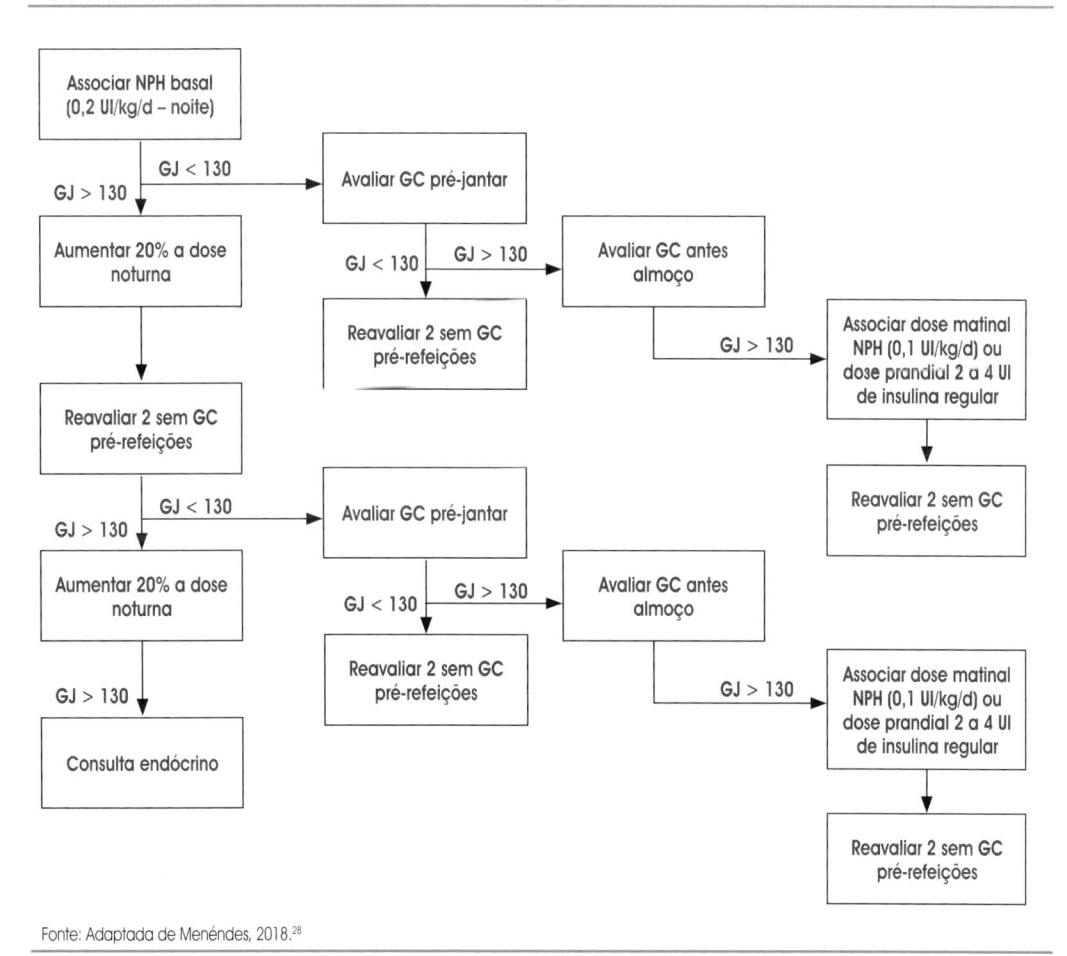

Fonte: Adaptada de Menéndes, 2018.[28]

Em pacientes oncológicos ambulatoriais com hiperglicemia transitória induzida por corticoide durante quimioterapia, o tratamento pode ser feito de maneira pontual com administração de doses de correção de insulina regular ou de análogos de insulina de ação ultrarrápida (lispro, aspart ou glulisina) de acordo com os valores de glicemia observados e a faixa de peso do paciente (Tabela 14.4). Porém, se houver persistência da hiperglicemia recomenda-se tratar de maneira continuada.

Tabela 14.4
Exemplo de dose de correção para pacientes com hiperglicemia.

Glicemia	Sensível (magro)	Usual	Resistente (obeso)
141-180	2	4	6
181-220	4	6	8
221-260	6	8	10
261-300	8	10	12
301-350	10	12	14
351-400	12	14	16
> 400	14	16	18

≡ Controle glicêmico no paciente oncológico instável internado

O controle glicêmico do paciente diabético com instabilidade clínica aguda requer um tratamento rápido, efetivo da hiperglicemia e da hipoglicemia, pois as alterações de glicemia podem ser o fator desencadeante da instabilidade clínica. A terapia de escolha para o controle glicêmico de pacientes graves e instáveis internados em unidades de cuidado intensivo é a utilização de insulina intravenosa em bomba de infusão contínua com ajustes com base no monitoramento frequente da glicemia.[12]

O uso de outros antidiabéticos deve ser avaliado criteriosamente. A metformina é contraindicada para pacientes expostos a contraste, com perda de função renal e risco de acidose láctica. As sulfonilureias aumentam o risco de hipoglicemia, principalmente em pacientes idosos e com perda da função renal. Os análogos de GLP-1 podem causar náuseas e vômitos. Os inibidores de SGLT2 aumentam o risco de infecção urinária e amputação. Recomenda-se, de modo geral, a interrupção dos antidiabéticos orais.[12]

Embora o diagnóstico de hiperglicemia em pacientes internados seja estabelecido para valores superiores a 140 mg/dL, o tratamento com insulina intravenosa contínua em pacientes críticos só deve ser iniciado quando houver confirmação de glicemia superior a 180 mg/dL, independentemente do diagnóstico prévio de diabetes. As evidências mais recentes indicam que o tratamento intensivo visando metas glicêmicas mais baixas (80 a 110 mg/dL) aumentam o risco de hipoglicemia e morte. Alguns autores recomendam estabelecer um limite superior de 200 mg/dL para pacientes previamente diabéticos.[18,28]

A maneira preferencial de tratamento é a administração de insulina humana regular diluída em soro fisiológico em concentração fixa de 1 UI de insulina para cada mililitro de solução, em razão do menor custo, início de ação mais rápido facilitando o controle da hiperglicemia e da meia-vida mais curta reduzindo o risco da hipoglicemia. A solução de insulina deve ser preparada por dois profissionais para evitar erros de preparação e em quantidade limitada para algumas horas.[12]

A insulina possui grande afinidade pelos materiais plásticos que compõem o equipo e adsorve no sistema de infusão, o que pode reduzir em até 50% a concentração efetiva de insulina que chega ao paciente. Uma proposta prática é a diluição de 100 UI de insulina regular em 100 mL de SF a 0,9%, desprezando 10 a 20 mL da solução para saturar a ligação da insulina com o equipo e trocar a solução a cada 6 horas, aproximadamente.[12]

Em geral, recomenda-se a administração de uma dose *bolus* para atingir mais rapidamente níveis séricos efetivos para o controle da hiperglicemia e ajustar a velocidade de infusão conforme as dosagens de glicemia realizadas a cada hora, visando a meta de 140 a 180 mg/dL. Em caso de má perfusão periférica ou edema, recomenda-se evitar a utilização de glicemia capilar, utilizando-se a glicemia sérica ou arterial para controle. A utilização de ferramentas de apoio à decisão facilita a aplicação de algoritmos, melhora a efetividade dos protocolos e reduz o risco de erros no ajuste de dose.

Durante a infusão de insulina, deve ser mantido um aporte intravenoso de glicose de 2 g/kg/dia e a reposição fisiológica de sódio e potássio. Se houver níveis de glicose inferiores a 100 mg/dL, a maioria dos protocolos recomenda administrar *bolus* de glicose intravenosa e suspender temporariamente a infusão, reiniciando em menor velocidade após atingir níveis entre 140 e 180 mg/dL. Se houver estabilidade da glicemia dentro da meta por 2 horas consecutivas, é possível ampliar o intervalo de avaliação de glicemia para 2 horas.

A maioria dos pacientes controla a glicemia depois de 5 a 6 horas de infusão intravenosa de insulina. Se não houver queda, ou a velocidade de infusão for superior a 10 UI/h, convém reavaliar a glicemia e trocar a solução de insulina. Cerca de 10% dos pacientes em choque cardiogênico grave apresentam uma hiperglicemia refratária que não é revertida, mesmo com doses superiores a 20 UI/h. A experiência prática indica que esse quadro se reverte entre 24 e 48 horas do início do choque com a melhora clínica do paciente.

A principal complicação do uso de insulina intravenosa é a ocorrência de hipoglicemia. Os principais fatores de risco para hipoglicemia são o antecedente de diabetes, a ocorrência prévia de hipoglicemia, a idade acima de 60 anos, a perda de função renal e o uso de sulfonilureia. Na maioria dos casos, a hipoglicemia é causada pelos desajustes entre as doses de insulina e a quantidade de carboidrato oferecida aos pacientes, constituindo uma das complicações iatrogênicas mais frequentes no hospital. A implantação de protocolos e rotinas relacionadas com o uso de medicamentos de alto risco reduz a chance de eventos adversos.[12]

Recomenda-se que pacientes em uso de insulina e seus acompanhantes sejam orientados quanto ao risco de hipoglicemia. O uso de pulseiras identificando os pacientes diabéticos e a implantação de protocolos conduzidos pela enfermagem para o diagnóstico e tratamento da hipoglicemia reduzem a incidência dessa complicação iatrogênica.[12] Nos estudos clínicos de controle de glicemia com insulina intravenosa contínua em pacientes críticos, a incidência descrita de hipoglicemia inferior a 70 mg/dL é de 16%, enquanto a de hipoglicemia grave (inferior a 40 mg/dL) é de 0,5% com terapia intravenosa. A hipoglicemia deve ser tratada com 10 a 20 mL de solução de glicose a 50% administrada lentamente ou em acesso venoso central para evitar flebite. A glicemia deve ser reavaliada no período de 5 a 15 minutos. Todos os episódios de hipoglicemia devem ser avaliados quanto à causa raiz e a prescrição de insulina deve ser reavaliada.

■ Transição da insulina intravenosa para a via subcutânea

Idealmente, a transição para insulina subcutânea deve ocorrer sob estabilidade clínica e glicêmica. Recomenda-se iniciar a transição quando a velocidade de infusão da última hora for inferior a 3 UI/h e os ajustes de dose forem inferiores a 3 UI nas últimas 4 horas. A dose subcutânea deve equivaler a 80% do total de insulina intravenosa infundida em 24 horas (estimada pela soma das últimas 4 horas multiplicada por 6). Metade da dose subcutânea é administrada em insulina basal (Levemir®, Lantus® ou NPH®), sendo essa dose administrada 2 horas antes da interrupção do protocolo. A outra metade é administrado em insulina *bolus* (regular, Lispro® ou Apidra®) antes da refeição. Em pacientes em uso de terapia de nutrição enteral, o esquema de insulina e o controle de glicemia deve ser adaptado aos intervalos de infusão da dieta utilizando formas padronizadas.[12]

A meta glicêmica geral é de 100 a 140 mg/dL, em jejum, em pacientes não críticos e 140 a 180 mg/dL em pacientes críticos.[9,16] Se houver hiperglicemia, uma dose adicional de correção pode ser associada a insulina *bolus*, pode ser aumentada conforme o peso e, consequentemente, o perfil de resistência à insulina de cada paciente.[12]

Em um cenário mais estável, os controles de glicemia podem ser prescritos antes do horário das refeições. A realização de glicemia ao final do dia (às 22h) não parece melhorar o controle glicêmico e frequentemente resulta em doses de correção equivocadas. Na prática, com a tendência de reduzir o tempo de permanência na unidade de cuidados intensivos e no hospital, é frequente que a transição de insulina intravenosa para subcutânea seja antecipada e ocorra ainda na vigência de um cenário instável. Nesse caso, recomenda-se manter controle glicêmico a cada 2 horas nas primeiras 6 horas para avaliar a adequação da prescrição de insulina subcutânea.

Considerando a elevada frequência de descontrole da glicemia após a transição da via de administração de insulina, pode ser adaptado o início precoce da insulina de longa duração para reduzir a incidência de hiperglicemia rebote após a suspensão da insulina intravenosa e transição para unidade de cuidados não intensivos, o que aumenta o risco de hipoglicemia.

■ Transição do controle glicêmico da internação para a alta

Na medida que apresentam melhora clínica, todos os pacientes devem ser avaliados quanto à necessidade de continuidade do uso de insulina ou de ajustes do tratamento prévio, a partir da dosagem de hemoglobina glicada, do histórico pessoal de glicemia capilar e da ocorrência de hipoglicemia previamente à internação.[12] A proposta terapêutica para a alta pode ser dividida de acordo com os valores de A1c em:

- A1c < 7%: manutenção do tratamento prévio.
- A1c entre 7 e 9%: medicamento oral e insulina basal (50 a 80% da dose hospitalar).
- A1c > 9%: alta com insulina basal *bolus* segundo dose ajustada na internação.

Esse plano terapêutico influencia o plano educacional para capacitar o paciente para o autocuidado, a utilização de aparelho de glicemia capilar, a aplicação de insulina e a orientação nutricional visando a manutenção do controle glicêmico e a redução de complicações.

A programação de alta do paciente diabético tem início no primeiro dia de internação. A hospitalização é um momento oportuno para a educação do diabético. Os principais aspectos dessa educação são orientação nutricional, capacidade de medir e interpretar a glicemia, habilidade de aplicar insulina e prevenção e tratamento da hipoglicemia. No entanto, o estresse, os efeitos dos medicamentos e da doença sobre a capacidade cognitiva do paciente e a sobrecarga dos profissionais assistenciais podem dificultar esse processo e constituem fatores que devem ser considerados pelos educadores.[12,28]

Além da questão da educação, a preparação da alta do paciente com diabetes requer a disponibilidade de todos os insumos e medicamentos de uso domiciliar necessários aos pacientes e disponíveis para uso imediato após a alta. O paciente e seus cuidadores devem ser orientados sobre eventuais ajustes de tratamento, agendamento do seguimento ambulatorial e disponibilidade de retaguarda para atendimento de urgências. Os pacientes que apresentaram hiperglicemia hospitalar sem diagnóstico de diabetes no momento devem receber orientação sobre seguimento médico em razão do alto risco de desenvolver diabetes tipo 2.[12,28]

☰ Controle glicêmico dos pacientes sob cuidados paliativos

No caso dos pacientes com doença estável e prognóstico superior a um ano, a meta glicêmica no hospital segue a dos demais pacientes. Deve-se evitar as drogas associadas a efeitos colaterais, como náusea e edema. A flexibilização da dieta, do monitoramento glicêmico e da insulina deve ser considerada, adaptando-se às variações de apetite e da função renal, para alcançar a maior autonomia possível.[29]

Entre os pacientes instáveis, o diabetes deve ser avaliado como causa tratável da piora clínica. Os cuidadores devem ser orientados sobre o manejo glicêmico. No hospital, no caso dos pacientes com doença incurável em estágio terminal, o monitoramento glicêmico por meio da dosagem de glicemia em amostras de sangue periférico reduz as glicemias capilares desnecessárias e o sofrimento. As metas devem ser flexibilizadas (de 110 a 270 mg/dL). É importante evitar a hiperglicemia acentuada (acima de 270 mg/dL) e principalmente a hipoglicemia, a fim de reduzir o sofrimento e a piora da qualidade de vida do paciente, dos cuidadores e da família.[29]

No caso dos pacientes que se encontram nos dias finais de vida, restritos ao leito, em estado semicomatoso e com limitações de ingestão oral, o uso de insulina basal deve ser mantido nos dependentes de insulina em doses compatíveis com as necessidades mínimas. A dose pode ser ajustada uma vez ao dia, de acordo com os valores de glicemia. A suspensão do monitoramento e do trata-

mento é uma decisão complexa que deve considerar o quadro clínico, a percepção da equipe profissional, a política de cuidados paliativos do hospital e o desejo de pacientes e familiares.[29]

☰ Conclusão

O controle glicêmico associa-se a um melhor prognóstico, maior sobrevida, menos recidiva e prevenção do câncer, portanto, deve estar entre os objetivos do acompanhamento clínico e nutricional dos pacientes.

☰ Referências

1. Giovannucci E, Harlan DM, Archer MC, Bergenstal RM, Gapstur SM, Habel LA, Yee D. Diabetes and cancer: a consensus report. Diabetes Care. 2010;33(7):1674-85.
2. Dorai T, Pinto JT, Cooper AJL. Sweetening of glutamine metabolism in cancer cells by rho gtpases through convergence of multiple oncogenic signaling pathways. Transl Cancer Res. 2016;5(S2):S349-56.
3. Guarente L. The many faces of sirtuins. Nat Publ Gr. 2014;20(1):24-5.
4. Fadaka A, Ajiboye B, Ojo O, Adewale O, Olayide I, Emuowhochere R. Biology of glucose metabolization in cancer cells. J Oncol Sci. 2017;3(2):45-51.
5. Lu W, Pelicano H, Huang P. Cancer metabolism: Is glutamine sweeter than glucose? Cancer Cell. 2011;58(6):1063-71.
6. Hirschey MD, Deberardinis RJ, Diehl AME, Janice E, Frezza C, Green MF et al. Dysregulated metabolism contributes to oncogenesis. Semin Cancer Biol. 2016;35:S129-50.
7. Villar VH, Merhi F, Djavaheri-mergny M. Glutaminolysis and autophagy in cancer. Autophagy. 2015;11(8):1198-208.
8. Kim MH, Kim H. Oncogenes and tumor suppressors regulate glutamine metabolism in cancer cells. J Cancer Prev. 2013;18(3):221-6.
9. Klement RJ, Fink MK. Dietary and pharmacological modification of the insulin/IGF-1 system: exploiting the full repertoire against cancer. Oncogenesis [Internet]. 2016;5(August 2015):e193.
10. Tsilidis KK, Kasimis JC, Lopez DS, Ntzani EE, Ioannidis JP. Type 2 diabetes and cancer: umbrella review of meta-analyses of observational studies. BMJ. 2015;350:g7607.
11. Wojciechowska J, Krajewski W, Bolanowski M, Krcicki T, Zatoski T. Diabetes and cancer: a re-

view of current knowledge. Exp Clin Endocrinol Diabetes. 2016;124(5):263-75.

12. Sociedade Brasileira de Diabetes. Posicionamento Oficial da SBD – controle de glicemia no paciente hospitalizado [cited 21 Nov 2017]. Available from: http://www.diabetes.org.br/profissionais/images/2017/posicionamento-3.pdf.

13. McCullough ML, Giovannucci EL. Diet and cancer prevention. Eur J Cancer. 2001;37(8):948-65.

14. Rapp K, Schroeder J, Klenk J, Ulmer H, Concin H, Diem G et al. Fasting blood glucose and cancer risk in a cohort of more than 140,000 adults in Austria. Diabetologia. 2006;49:945-52.

15. Cai Q, Luo X, Liang Y, Rao H, Fang X, Jiang W et al. Fasting blood glucose is a novel prognostic indicator for extranodal natural killer/T-cell lymphoma, nasal type. Br J Cancer. 2013;108(2):380-6.

16. Lee J, Jeon I, Myung J, Yoon J, Min S. Diabetes mellitus as an independent risk factor for lung cancer: a meta-analysis of observational studies. Eur J Cancer. 2013;49(10):2411-23.

17. Luo J, Chen Y, Chang L. Lung cancer fasting blood glucose level and prognosis in non-small cell lung cancer (NSCLC) patients. Lung Cancer. 2012;76(2):242-7.

18. Sociedade Brasileira de Diabetes. Conduta terapêutica no diabetes tipo 2: algoritmo SBD2017. [cited 22 Jan 2018]. Available from: http://www.diabetes.org.br/profissionais/images/2017/POSICIONAMENTO-OFICIAL-SBD-02-2017-ALGORITMO-SBD-2017.pdf.

19. Agencia Nacional de Vigilância Sanitária. Resolução RDC N° 302, de 13 de outubro de 2005. [citado em, 25 mar 2015]. Available from: http://sbac.org.br/legislacao/anvisa/nt_039_2014.pdf.

20. Pitkin A, Rice MJ. Challenges to glycemic measurement in the perioperative and critically ill patient: a review. J Diabetes Sci Technol. 2009;3(6):1270-81.

21. Kitabchi AE, Umpierrez GE, Miles JM, Fisher JN. Hyperglycemic crises in adult patients with diabetes. Diabetes Care. 2009;32(7):1335-43.

22. Contiero P, Berrino F, Tagliabue G, Mastroianni A, Di Mauro MG, Fabiano S et al. Fasting blood glucose and long-term prognosis of non-metastatic breast cancer: a cohort study. Breast Cancer Res Treat. 2014;138(3):951-9.

23. Monzavi-karbassi B, Gentry R, Kaur V, Siegel ER, Jousheghany F, Medarametla S et al. Pre-diagnosis blood glucose and prognosis in women with breast cancer. Cancer Metab. 2016;4:1-6.

24. Hu FB, Manson JE, Stampfer MJ, Colditz G, Liu S, Solomon CG et al. Diet, lifestyle, and the risk of type 2 diabetes mellitus in women. New Engl J Med. 2017;345(11):790-7.

25. Nathan DM, Buse JB, Davidson MB, Ferrannini E, Holman RR, Sherwin R et al. Medical management of hyperglycemia in type 2 diabetes: a consensus algorithm. Diabetes Care. 2009;32:193-203.

26. Flechtner-mors M, Boehm BO, Ditschuneit HH. Enhanced weight loss with protein-enriched meal replacements in subjects with the metabolic syndrome. Diabetes Metab Res Rev. 2010;(May):393-405.

27. Krebs NF, Gao D, Gralla J, Collins JS. Efficacy and safety of a high protein, low carbohydrate diet for weight loss in severely obese adolescents. J Pediatr. 2011;157(2):252-8.

28. Menéndes AS. Actualización del algoritmo de hiperglucemia 2017. Diabetes Practica. 2017; 08(02):49-96.

29. Diabetes UK. End of life diabetes care: clinical care recommendations. 2. ed. London: Diabetes UK, 2013. [cited 22 Jan 2018]. Available from: https://diabetes-resources-production.s3-eu-west-1.amazonaws.com/diabetes-storage/migration/pdf/End-of-life-care-Clinical-recs111113.pdf.

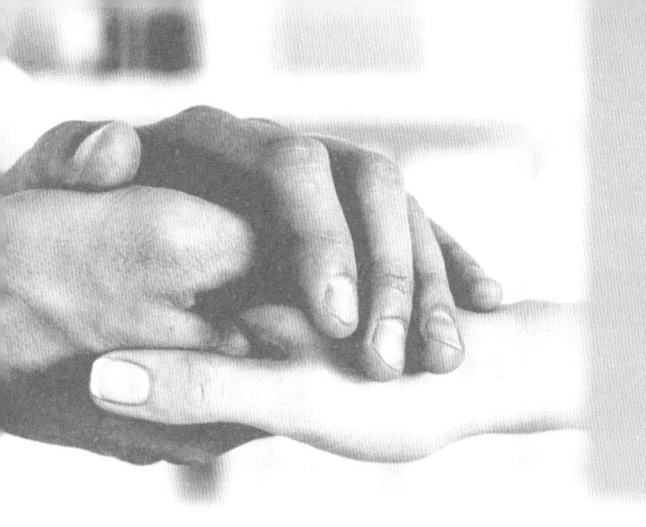

Capítulo 15

Heloisa Veasey Rodrigues
Telma Sigolo
Bianca de Almeida Pitito

Uso de pré-bióticos e probióticos em pacientes oncológicos

≡ Introdução

Hábitos alimentares e obesidade contribuem para a ocorrência das principais doenças crônicas não transmissíveis (DCNT), entre elas, o câncer. Corroborando para a causalidade entre dieta e câncer, intervenções que promovam alimentação mais saudável e manutenção de peso adequado se traduzem em efeitos benéficos para prevenção e controle dessa doença. Estudos vêm mostrando que muitos dos efeitos em saúde relacionados com a dieta têm sido por intermédio da microbiota intestinal.[1] Na relação entre alimentação e nutrição com saúde, encontra-se perspectivas promissoras para se reduzir o risco e melhorar o controle das DCNT, como o câncer. Nesse contexto, ganham força a utilização de probióticos e pré-bióticos em oncologia, com o intuito de promover uma microbiota intestinal que evite o desenvolvimento de processos fisiopatogênicos associados às DCNT, como a inflamação subclínica, a alteração imunomodulatória e a resistência à insulina.

≡ Papel da microbiota intestinal na saúde humana

A microbiota intestinal em humanos é composta por grande número de bactérias, cerca de 10 vezes mais bactérias que o número de células do organismo, o que expressa a sua importância para o metabolismo humano. Indivíduos apresentam composição de grupos de bactérias diferentes, sendo em parte definida geneticamente e em outra determinada por características individuais e ambientais, como modo de nascimento (parto normal ou cesariana), idade e hábitos alimentares, o que resulta em uma grande variabilidade intra e interindividual.[1]

Uma das maneiras de se avaliar as floras que habitam o trato gastrointestinal é pela classificação taxonômica que distribui as bactérias em filos, classes, ordem, família, gênero e espécie.[2-4] Calcula-se que existam cerca de mil espécies pertencentes a mais de 50 diferentes filos. Bactérias anaeróbias são mais abundantes, a maioria representada pelos filos *Bacteroidetes* (~60%) e *Firmicutes* (~15%), seguidos por *Actinobacteria*, *Proteobacteria*, *Synergistetes*, *Verrucomicrobia*, *Fusobacteria* e *Euryarchaeota*. A composição dietética tem papel determinante na modulação da microbiota intestinal, influenciando em 57% a variação da microbiota, enquanto apenas 12% estariam relacionados com os fatores genéticos.

A microbiota intestinal influencia o hospedeiro habitualmente de maneira benéfica, com o intuito de manter sua estabilidade; colabora para a aquisição adequada de nutrientes, fazendo com que as células ganhem maior capacidade metabólica e garantindo ambiente menos propício ao crescimento de bactérias patogênicas.[2,3] Em sua ação, a microbiota facilita a absorção de vitaminas, como ácido fólico, promove imunoestimulação, participa da digestão de ácidos graxos e reduz a absorção de colesterol.[4,5]

O intestino é capaz de digerir fibras dietéticas, em grande parte em decorrência da síntese de enzimas pela microbiota. Essas enzimas permitem a metabolização de polissacarídeos não digeríveis a monossacarídeos e a ácidos graxos de cadeia curta (AGCC), principalmente acetato, propionato e butirato.[6,7] Esses AGCC representam importante fonte de energia; além disso, se difundem nas células de forma passiva ou via transportadores, podendo atuar como sinalizadores celulares.[8] Estudos epidemiológicos relevantes mostraram que dietas ricas em vegetais, frutas e grãos integrais eram capazes de conferir menor risco para desenvolvimento de câncer e para mortalidade tanto por câncer quanto por todas as causas.[9,10] Produtos resultantes do metabolismo da microbiota intestinal, incluindo os AGCC, têm sido apontados como mediadores dos benefícios em saúde associados à dieta rica em fibras e vegetais.[11]

Porém, a microbiota pode ter efeitos nocivos, que incluem as infecções, além de produção de substâncias cancerígenas e/ou toxinas, que alteram a permeabilidade intestinal, podendo provocar danos ao intestino, ao fígado e a outros tecidos.[12] Estudos recentes têm explorado como a microbiota intestinal exerceria papel na gênese da inflamação, resistência à insulina e obesidade, fatores relacionados com a fisiopatogenese de diversas doenças crônicas, dentre elas o câncer.[13]

Existem evidências do papel das dietas ricas em gordura e da obesidade como fatores de risco para diversos tipos de câncer, tendo a microbiota intestinal como mediadora dessa relação.[14,15] Com relação à alta ingestão de gorduras, encontra-se aumento das concentrações circulantes de lipopolissacarídeos (LPS), caracterizando uma condição de endotoxemia, a qual tem sido associada a inflamação subclínica e resistência à insulina.[16] Em indivíduos diabéticos encontrou-se associação da concentração de LPS à hiperinsulinemia, sugerindo seu papel na deterioração da sensibilidade à insulina.[17] Principalmente as bactérias Gram-negativas apresentam em sua superfície celular os LPS que, ao transpor a barreira epitelial intestinal, funcionam como antígenos, estimulando a resposta imune do hospedeiro.[18] O mecanismo pelo qual bactérias intestinais estimulam o sistema imune e provocam distúrbios metabólicos parece envolver os receptores toll-like (TLR), visto que essas anormalidades não estão presentes em animais *knockout* para esse receptor.[19]

Além disso, as bactérias intestinais são responsáveis pela competição por sítio de adesão, produção de bacteriocinas e fortalecimento da barreira intestinal (espessura do muco e *tight junctions*), evitando a instalação de uma flora intestinal patogênica e garantindo uma menor permeabilidade da mucosa intestinal a antígenos potencialmente agressores.[2]

O papel das bactérias que colonizam o intestino humano como agentes fisiopatológicos na gênese dessa e de outras DCNT ganham destaque diante do fato de representarem potencial alvo de intervenção, como no caso do uso de pré-bióticos e probióticos.

≡ Microbiota e sua interação com prevenção e tratamentos oncológicos: uso de pré e probióticos

Os pré-bióticos são componentes alimentares não digeríveis que causam efeito benéfico no hospedeiro por estimular seletivamente o crescimento e/ou atividade metabólica de uma ou várias bactérias desejáveis do cólon. E os probióticos são microrganismos vivos que podem ser ingeridos como componentes de alimentos industrializados presentes no mercado, como leites fermentados, iogurte, ou podem ser encontrados na forma de pó ou cápsulas.

Propriedades protetoras de câncer advindas do uso de pré e probióticos incluem achados de estudos em animais e humanos evidenciando a inibição carcinógenos genotóxicos, supressão de lesões paraneoplásicas, além de impacto benéfico na imunomodulação, na sensibilidade à insulina e na redução da endotoxemia metabólica.

Alguns estudos foram capazes de mostrar que o uso de pré-bióticos, como inulina, fruto-oligossacarídeos (FOS), galacto-oligossacarídeos e lactulose, reduziram endotoxemia metabólica, concentração sérica de LPS e citocinas inflamatórias, bem como diminuíram a expressão hepática de marcadores de inflamação e de oxidação.[20,21]

O uso de pré e probióticos pode atuar também na prevenção de danos e mutações do DNA, considerado evento primário no processo de carcinogênese.[22] Estudo com ratos mostrou que aqueles alimentados com dieta contendo 3% do pré-biótico lactulose e tratados com o carcinógeno DMH (1,2-dimetilhidrazina) apresentaram 12,6% de danos ao DNA de células do cólon, quando comparados com ratos alimentados com sacarose, uma vez que nesses animais a percentagem de células com danos graves ao DNA foi de 33%.[23]

Existem referências quanto à habilidade que os lactobacilos e as bifidobactérias, cujo crescimento seria estimulado em ambiente intestinal por uso de derivados lácteos, teriam em modificar a flora intestinal e diminuir o risco de câncer por suas possíveis capacidades de diminuir as enzimas betaglicuronidase e nitroredutase, produzidas por bactérias patogênicas. A redução dessas enzimas ocasiona hidrólise de compostos carcinogênicos, diminuindo, assim, as substâncias nocivas.[24,25]

A literatura também salienta que criptas aberrantes constituem lesões precursoras putrefativas, a partir das quais os adenomas e carcinomas podem se desenvolver no cólon. Estudos com ratos mostraram que a administração de pré-bióticos na dieta, como a oligofrutose e a inulina, suprimiu significativamente o número de focos de criptas aberrantes no cólon, quando comparado à dieta-controle. O papel desempenhado pela inulina e pela oligofrutose na redução da formação das criptas aberrantes, marcador pré-neoplásico precoce do potencial maligno no processo de carcinogênese do cólon, sugere que elas tenham potencial para suprimir tal evento. Essa prevenção, provavelmente, ocorre pela modificação da microbiota do cólon.[26,27]

O papel dos fitosteróis em modular positivamente a microbiota intestinal também tem sido evidenciado, particularmente os polifenóis.[28] Esses compostos estão presentes em frutas, vegetais, coco, chá e vinho. Benefícios de dietas ricas em vegetais pode ser em parte em razão dos polifenóis,[29] uma vez que, para sua metabolização, são necessárias bactérias benéficas capazes de transformá-los em compostos fenólicos simples para serem absorvidos.[30]

Do ponto de vista de tratamento clínico de indivíduos com câncer, diversos estudos procuram demonstrar o benefício da suplementação pré-operatória nas cirurgias abdominais, determinando melhor recuperação e menores taxas de complicações; entretanto, os resultados são controversos e não existe padronização dos protocolos utilizados.[31,32] Já o benefício de suplementação de pré-bióticos na prevenção de toxicidade secundária à radioterapia pélvica e abdominal demonstra resultados promissores com menores taxas de mucosite e diarreia, especialmente com o uso de inulina e fruto-oligossacarídeos.[33,34]

O uso de agentes probióticos em indivíduos imunossuprimidos vem sendo recentemente desmitificado por meio de diversos estudos que evidenciam sua segurança no que diz respeito ao aparecimento de complicações infecciosas. Segundo metanálise recente em pacientes com neoplasias abdominais e pélvicas que considerou 11 ensaios randomizados controlados, o uso de probióticos não levou a nenhum efeito adverso em 7 deles e, em 4, os efeitos adversos foram leves.[35]

Mesmo em indivíduos com neoplasias hematológicas, o uso de probióticos parece ser seguro. Segundo Coehn e colaboradores, a análise retrospectiva de prontuários de 3.796 pacientes submetidos a transplante de células-tronco hematopoiéticas (TCTH), no período de 2002 a 2011, com o intuito de identificar infecção de corrente sanguínea (ICS) por agentes probióticos (*Lactobacillus*, *Bifidobacterium*, *Streptococcus thermophilus* e *Saccharomyces*), evidenciou que apenas 0,5% (n = 19) desenvolveu essa condição um ano após o transplante, sendo que dos 19 doentes, 74% receberem TCTH alogênico, sendo 98% de ICS por *Lactobacillus*[36] Com relação a pré-bióticos, estudo realizado com pacientes com diagnóstico de neoplasias hematológicas, concluiu que a suplementação do pré-biótico FOS foi capaz de aumentar a quantidade de bifidobactérias e não promoveu a diminuição do pH fecal.[37]

O efeito da microbiota na ação dos agentes quimioterápicos não está muito bem estabelecido. Estudos pré-clínicos demonstraram que a composição da microbiota pode ou não favorecer alguns agentes, como a oxaliplatina e ciclofosfamida. A alteração da microbiota causada por antibióticos de amplo espectro, por exemplo, modifica o efeito de quimioterápicos em modelos animais.[38,39] Apesar de fortes evidências científicas a favor do uso de pré e probióticos na redução da toxicidade e efeitos colaterais da quimioterapia e da radioterapia, não existem, até o momento, estudos clínicos prospectivos que confirmem essas hipóteses e na prática clínica não se recomenda nenhuma manipulação terapêutica específica de suplementação para modular a microbiota dos pacientes.

Mais recentemente, a imunoterapia ganhou considerável espaço na terapêutica dos pacientes oncológicos em razão do sucesso dos inibidores de checkpoint em diversas neoplasias sólidas. Estudos pré-clínicos em animais sugerem que a composição da microbiota tem efeito na resposta terapêutica de anti-PD1, inclusive com alteração da resposta após transplante fecal em ratos.[40] Em humanos, essa hipótese foi testada ao se avaliar o perfil da microbiota antes e após o tratamento com inibidores de anti-PD1 em pacientes com melanoma. Foi então demonstrado que pacientes com uma microbiota mais diversificada tinham maior chance de responder ao tratamento que pacientes com microbiota menos diversificada.[41] Em pacientes com tumores renais, o uso de antibióticos previamente a inibidores de anti-PD1 também ocasionaram pior desfecho terapêutico.[42]

☰ Conclusão

O conhecimento do papel da microbiota na saúde humana tem aumentado de maneira importante e benefícios no tratamento e prevenção do câncer começam a ser evidenciados. Porém, ainda faltam evidências de estudos clínicos para embasar e especificar recomendações do uso de pré e probióticos na assistência clínica do paciente oncológico.

☰ Referências

1. Penders J, Thijs C, Vink C, Stelma FF, Snijders B, Kummeling I et al. Factors influencing the composition of the intestinal microbiota in early infancy. Pediatrics. 2006;118(2):511-21.

2. Prakash S, Rodes L, Coussa-Charley M, Tomaro-Duchesneau C. Gut microbiota: next frontier in understanding human health and development of biotherapeutics. Biologics. 2011;5:71-86.
3. Arumugam M, Raes J, Pelletier E, Le Paslier D, Yamada T, Mende DR et al. Enterotypes of the human gut microbiome. Nature. 2011;473(7346):174-80.
4. Wallace TC, Guarner F, Madsen K, Cabana MD, Gibson G, Hentges E et al. Human gut microbiota and its relationship to health and disease. Nutr Rev. 2011;69(7):392-403.
5. Moraes AC, Silva IT, Almeida-Pititto B, Ferreira SR. Intestinal microbiota and cardiometabolic risk: mechanisms and diet modulation. Arq Bras Endocrinol Metabol. 2014;58(4):317-27.
6. Tazoe H, Otomo Y, Kaji I, Tanaka R, Karaki SI, Kuwahara A. Roles of short-chain fatty acids receptors, GPR41 and GPR43 on colonic functions. J Physiol Pharmacol. 2008;59 Suppl 2:251-62.
7. Wong JM, de Souza R, Kendall CW, Emam A, Jenkins DJ. Colonic health: fermentation and short chain fatty acids. J Clin Gastroenterol. 2006;40(3):235-43.
8. Ravelli GP, Stein ZA, Susser MW. Obesity in young men after famine exposure in utero and early infancy. N Engl J Med. 1976;295(7):349-53.
9. Orlich MJ, Singh PN, Sabate J, Jaceldo-Siegl K, Fan J, Knutsen S et al. Vegetarian dietary patterns and mortality in adventist health study 2. JAMA Intern Med. 2013;173(13):1230-8.
10. Tantamango-Bartley Y, Jaceldo-Siegl K, Fan J, Fraser G. Vegetarian diets and the incidence of cancer in a low-risk population. Cancer Epidemiol Biomarkers Prev. 2013;22(2):286-94.
11. Romano KA, Vivas EI, Amador-Noguez D, Rey FE. Intestinal microbiota composition modulates choline bioavailability from diet and accumulation of the proatherogenic metabolite trimethylamine-N-oxide. MBio. 2015;6(2):e02481.
12. Boleij A, Tjalsma H. Gut bacteria in health and disease: a survey on the interface between intestinal microbiology and colorectal cancer. Biol Rev Camb Philos Soc. 2012;87(3):701-30.
13. Khandekar MJ, Cohen P, Spiegelman BM. Molecular mechanisms of cancer development in obesity. Nat Rev Cancer. 2011;11(12):886-95.
14. Renehan AG, Tyson M, Egger M, Heller RF, Zwahlen M. Body-mass index and incidence of cancer: a systematic review and meta-analysis of prospective observational studies. Lancet. 2008;371(9612):569-78.
15. Lauby-Secretan B, Scoccianti C, Loomis D, Grosse Y, Bianchini F, Straif K et al. Body fatness and cancer – viewpoint of the IARC Working Group. N Engl J Med. 2016;375(8):794-8.
16. Cani PD, Delzenne NM. Gut microflora as a target for energy and metabolic homeostasis. Curr Opin Clin Nutr Metab Care. 2007;10(6):729-34.
17. Creely SJ, McTernan PG, Kusminski CM, Fisher FM, Da Silva NF, Khanolkar M et al. Lipopolysaccharide activates an innate immune system response in human adipose tissue in obesity and type 2 diabetes. Am J Physiol Endocrinol Metab. 2007;292(3):E740-7.
18. Cani PD, Bibiloni R, Knauf C, Waget A, Neyrinck AM, Delzenne NM et al. Changes in gut microbiota control metabolic endotoxemia-induced inflammation in high-fat diet-induced obesity and diabetes in mice. Diabetes. 2008;57(6):1470-81.
19. Cani PD, Neyrinck AM, Fava F, Knauf C, Burcelin RG, Tuohy KM et al. Selective increases of bifidobacteria in gut microflora improve high-fat-diet-induced diabetes in mice through a mechanism associated with endotoxaemia. Diabetologia. 2007; 50(11):2374-83.
20. Cani PD, Lecourt E, Dewulf EM, Sohet FM, Pachikian BD, Naslain D et al. Gut microbiota fermentation of prebiotics increases satietogenic and incretin gut peptide production with consequences for appetite sensation and glucose response after a meal. Am J Clin Nutr. 2009;90(5):1236-43.
21. Everard A, Belzer C, Geurts L, Ouwerkerk JP, Druart C, Bindels LB et al. Cross-talk between Akkermansia muciniphila and intestinal epithelium controls diet-induced obesity. Proc Natl Acad Sci USA. 2013;110(22):9066-71.
22. Burns AJ, Rowland IR. Anti-carcinogenicity of probiotics and prebiotics. Curr Issues Intest Microbiol. 2000;1(1):13-24.
23. Rowland IR, Bearne CA, Fischer R, Pool-Zobel BL. The effect of lactulose on DNA damage induced by DMH in the colon of human flora-associated rats. Nutr Cancer. 1996;26(1):37-47.
24. de Moreno de LeBlanc A, Perdigon G. Reduction of beta-glucuronidase and nitroreductase activity by yoghurt in a murine colon cancer model. Biocell. 2005;29(1):15-24.
25. Hosoda M, Hashimoto H, He F, Morita H, Hosono A. Effect of administration of milk fermented with Lactobacillus acidophilus LA-2 on fecal mutagenicity and microflora in the human intestine. J Dairy Sci. 1996;79(5):745-9.
26. Kaur N, Gupta AK. Applications of inulin and oligofructose in health and nutrition. J Biosci. 2002;27(7):703-14.
27. Roberfroid M. Functional food concept and its application to prebiotics. Dig Liver Dis. 2002;34 Suppl 2:S105-10.
28. Neyrinck AM, Van Hee VF, Bindels LB, De Backer F, Cani PD, Delzenne NM. Polyphenol-rich extract of pomegranate peel alleviates tissue inflammation

and hypercholesterolaemia in high-fat diet-induced obese mice: potential implication of the gut microbiota. Br J Nutr. 2013;109(5):802-9.

29. Braune A, Blaut M. Bacterial species involved in the conversion of dietary flavonoids in the human gut. Gut Microbes. 2016;7(3):216-34.

30. Duenas M, Munoz-Gonzalez I, Cueva C, Jimenez-Giron A, Sanchez-Patan F, Santos-Buelga C et al. A survey of modulation of gut microbiota by dietary polyphenols. Biomed Res Int. 2015;2015:850902.

31. Krebs B. Prebiotic and synbiotic treatment before colorectal surgery – randomised double blind trial. Coll Antropol. 2016;40(1):35-40.

32. Peitsidou K, Karantanos T, Theodoropoulos GE. Probiotics, prebiotics, synbiotics: is there enough evidence to support their use in colorectal cancer surgery? Dig Surg. 2012;29(5):426-38.

33. Garcia-Peris P, Velasco C, Hernandez M, Lozano MA, Paron L, de la Cuerda C et al. Effect of inulin and fructo-oligosaccharide on the prevention of acute radiation enteritis in patients with gynecological cancer and impact on quality-of-life: a randomized, double-blind, placebo-controlled trial. Eur J Clin Nutr. 2016;70(2):170-4.

34. Scartoni D, Desideri I, Giacomelli I, Di Cataldo V, Di Brina L, Mancuso A, et al. Nutritional supplement based on zinc, prebiotics, probiotics and vitamins to prevent radiation-related gastrointestinal disorders. Anticancer Res. 2015;35(10):5687-92.

35. Wang HY, Wei KK, Jiang Li et al. The efficacyand safety of probiotics for prevetion of chemoradiotherapy-induced diarrheain people with abdominal and pelvic cancer: a systematic review and meta-analysis. Eur J Clin Nutrition 2017;70:1246-53.

36. Cohen SA, Woodfield MC, Boyle N, Stednick Z, Boeckh M, Pergam SA. Incidence and outcomes of bloodstream infections among hematopoietic cell transplant recipients from species commonly reported to be in over-the-counter probiotic formulations. Transpl Infect Dis. 2016;18(5):699-705.

37. Burigo T FR, Trindade EBSM, Vasconcelos HCFF. Efeito bifidogênico do frutooligossacarídeo na microbiota intestinal de pacientes com neoplasia hematológica. Rev Nutr. 2007;20:491-7.

38. Iida N, Dzutsev A, Stewart CA, Smith L, Bouladoux N, Weingarten RA et al. Commensal bacteria control cancer response to therapy by modulating the tumor microenvironment. Science. 2013;342(6161):967-70.

39. Viaud S, Saccheri F, Mignot G, Yamazaki T, Daillere R, Hannani D et al. The intestinal microbiota modulates the anticancer immune effects of cyclophosphamide. Science. 2013;342(6161):971-6.

40. Sivan A, Corrales L, Hubert N, Williams JB, Aquino-Michaels K, Earley ZM et al. Commensal bifidobacterium promotes antitumor immunity and facilitates anti-PD-L1 efficacy. Science. 2015;350(6264):1084-9.

41. Gopalakrishnan V, Spencer CN, Nezi L, Reuben A, Andrews MC, Karpinets TV et al. Gut microbiome modulates response to anti-PD-1 immunotherapy in melanoma patients. Science. 2018; 359(6371):97-103.

42. Derosa L, Routy B, Enot D, Baciarello G, Massard C, Loriot Y et al. Impact of antibiotics on outcome in patients with metastatic renal cell carcinoma treated with immune checkpoint inhibitors. Journal of Clinical Oncology. 2017;35(6 suppl):462.

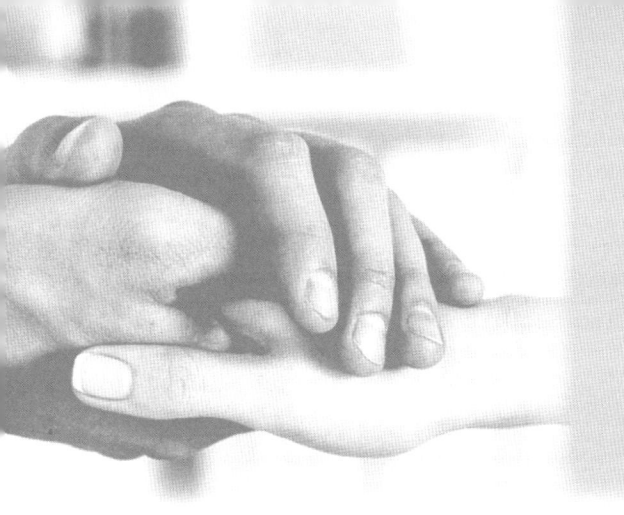

Capítulo 16

Denise Tiemi Noguchi
Sandra Elisa Adami Batista Gonçalves

A importância do cuidado nutricional após a cura do câncer

≡ Introdução

O aumento significativo da sobrevida dos pacientes com câncer em relação à década de 1970, quando apenas metade sobreviveria cinco anos e hoje, dois terços terão pelo menos cinco anos de sobrevida do diagnóstico, proporcionou um número cada vez maior de pessoas pós-tratamento oncológico, denominados "survivors".[1] Nos Estados Unidos, em 2014, eram 14,2 milhões em comparação a apenas 3 milhões em 1970.[2]

No Brasil, estima-se que sejam 8,2 milhões de "survivors", cerca de 4% da população.

O término do tratamento oncológico representa para muitos pacientes a cura do câncer. Para os profissionais da saúde, o termo "remissão" indica a ausência de sinais de doença, clinicamente e nos exames de vigilância; porém, a cura está diretamente relacionada com o tempo da remissão da doença.

Dessa maneira, ao final da jornada de tratamento, vem a fase conhecida internacionalmente como "survivorship" que representa esse período pós-câncer, quando os pacientes são liberados para retomar suas vidas e voltar à sua rotina.

Desde 2006, o Institute of Medicine nos Estados Unidos preconiza que esses pacientes tenham o direito a seguimento nas denominadas "clínicas survivorship", pois os estudos mostram que essa população apresenta demandas e necessidades específicas que diferem da fase ativa de tratamento e também da população em geral.[3]

Os principais fatores que podem comprometer a saúde do indivíduo submetido ao tratamento oncológico estão relacionados com o tipo de câncer, sua localização, estadiamento e também ao tipo de tratamento realizado. Os efeitos colaterais podem ser transitórios ou permanentes, podendo, ainda, serem tardios ao tratamento, surgindo mesmo após anos da doença. Além do comprometimento físico, podem haver, ainda, sequelas emocionais e psíquicas pela experiência de ter uma doença potencialmente fatal, acarretando em dificuldade de retomar a vida.

Dessa maneira, faz-se necessário o seguimento dessas pessoas por uma equipe multiprofissional especializada e experiente no cuidado pós-câncer, de modo a auxiliá-las ao retorno de suas vidas.

Nesse período pós-tratamento oncológico, o foco não é a doença, e sim a pessoa no momento em que ela se encontra e estudos com essa população evidenciam que fatores como estilo de vida podem contribuir para a sobrevida e diminuir as chances de recidiva da doença, além de melhorar a qualidade de vida.

Apenas 5 a 10% de todos os casos de câncer podem ser atribuídos a causas genéticas, sendo que os demais 90 a 95% tem origem no meio ambiente e estilo de vida.[4] Cada vez mais pesquisas criteriosas comprovam a relação entre os hábitos saudáveis e a melhor sobrevida e qualidade de vida dos pacientes pós-câncer.[5]

Atividade física regular, nutrição adequada, gestão de estresse e espiritualidade são alguns dos fatores que contribuem para a saúde do indivíduo em geral.

De acordo com a Organização Mundial de Saúde (OMS) e a American Cancer Society, na fase pós-câncer, os pacientes deveriam seguir uma dieta baseada em plantas (*plant based diet*) com consumo limitado de carne vermelha e processada, limitado consumo de álcool, manter um peso saudável ao longo da vida e praticar atividade física moderada de 150 minutos por semana, com evidências de benefícios na prevenção, redução do risco de recidiva e melhora dos fatores de qualidade de vida.[5,6]

Apesar de não ser um consenso entre os oncologistas no Brasil, essas orientações relacionadas com o estilo de vida estão no NCCN Clinical Practice Guidelines in Oncology (NCCN Guidelines®), principal guia de referência em oncologia nos Estados Unidos. A recomendação para a fase "*survivorship*" é manter hábitos de estilo de vida saudável, como atividade física frequente, manter uma dieta e peso saudáveis e evitar o tabagismo. Além disso, orienta-se acompanhamento clínico com o intuito de prevenção e vigilância de possível recidiva do câncer. Alguns estudos mostraram que ganho de peso, estar acima do peso ou obesidade estão relacionados com piora da funcionalidade, comorbidades e recidiva do câncer.[7]

A mudança do estilo de vida e aderência a hábitos saudáveis é um desafio para os profissionais de saúde e não é diferente para essa população de pessoas pós-câncer. Em 2016, um estudo americano comparou pessoas sem câncer e com câncer em relação ao seu estilo de vida e concluiu que o grupo de risco não apresentava maior tendência a adotar hábitos de vida mais saudáveis.[2]

Considerando-se o impacto positivo que essas medidas podem ter na sobrevida e qualidade de vida dos pacientes como será abordado a seguir, é primordial que a rede de apoio ao paciente pós-câncer, incluindo profissionais de saúde e familiares, esteja informada e preparada para apoiá-lo. O desafio da cura mantém-se ao longo do tempo e há muito o que ser feito pelo próprio paciente para alcançá-la.

☰ Aspectos nutricionais nos sobreviventes de câncer

Manter uma alimentação adequada após sobreviver ao câncer não é uma tarefa fácil, principalmente em razão das sequelas decorrentes do tratamento antineoplásico ou da própria doença, que agravam ou deterioram ainda mais o estado nutricional do indivíduo. Esse grupo de pacientes têm uma enorme motivação em aderir a mudanças do estilo de vida, e acabam procurando por informações acerca de hábitos alimentares, uso de suplementos, atividade física e outras terapias alternativas, a fim de acelerar sua recuperação, reduzir o risco de recorrência do câncer e melhorar sua qualidade de vida. Em longo prazo, procuram pela manutenção do peso corporal para evitar aparecimento de novos sítios primários de câncer.[8]

Para atingir tais objetivos, é importante manter o controle do peso corporal, praticar exercícios físicos e adotar bons padrões dietéticos.[9] Além de reduzirem o risco de câncer, teriam o benefício adicional de prevenir outras doenças crônicas como hipertensão, doenças cardiovasculares e diabetes. Portanto é importante a identificação precoce dos pacientes de alto risco e a intervenção nutricional fazer parte de um plano integrado para cada paciente.[10]

O estado nutricional é elemento fundamental para o sucesso no tratamento de suporte oncológico. Muitos sobreviventes apresentam desnutrição e sarcopenia ao término de seu tratamento oncológico, alguns até experimentam a caquexia. Ao contrário, aqueles que foram diagnosticados mais precocemente, possivelmente receberam tratamentos menos agressivos e portanto podem apresentar até mesmo obesidade. Diversos estudos recentes indicam que obesidade e síndrome metabólica pode ser fator de risco independente para recorrência da doença e redução da sobrevida em câncer de mama e gástrico.[11,12]

Nesse caso, o controle do peso e a composição corporal são importantes para não só reduzir doenças crônicas, como diabetes, osteoporose, problemas cardiovasculares, mas também ajuda a reduzir o risco de aparecimento de novos sítios primários de câncer. Em um importante estudo que conduziu um *follow up* de 20 anos para incidência de doenças cardiovasculares e morbidade em sobreviventes de câncer testicular, os autores constataram que todos os pacientes que receberam tratamento citotóxico tiveram um significativo aumento do uso de anti-hipertensivos, uma maior prevalência de diabetes e doença ateroesclerótica.[13] Nos pacientes obesos ou com excesso de gordura visceral, é recomendada, então, a redução da ingestão de calorias, que pode ser obtida reduzindo as porções, limitando os lanches entre as refeições e moderando a ingestão de bebidas açucaradas e pouco nutritivas (alimentos fritos, *cookies*, bolos, doces, sorvetes).[3] Esses alimentos devem ser substituídos, preferencialmente, por vegetais, hortaliças, grãos integrais, e bebidas hipocalóricas.[7]

Independentemente do tipo e agressividade da doença oncológica, esta pode causar profundas alterações metabólicas e fisiológicas que alteram as demandas de macro e micronutrientes. Além dos diversos sintomas apresentados pelo paciente (a exemplo da anorexia, saciedade precoce, distúrbios de digestão e absorção, que podem piorar ainda mais o estado nutricional), os próprios efeitos do tratamento, como cirurgias, radiação e quimioterapia, acabam alterando hábitos alimentares e adversamente, afetando como o organismo digere, absorve e utiliza os nutrientes. Daí a importância do aconselhamento dietético, tanto para otimizar ingestão de calorias, como para fazer uma recuperação do estado nutricional. Na Tabela 16.1, estão descritas as principais orientações nutricionais de acordo com os sintomas apresentados pelo paciente.

Tabela 16.1
Conselhos dietéticos de acordo com os sintomas.

Sintomas	Conselhos dietéticos
Anorexia e saciedade precoce	Consumir pequenas porções Mínima ingestão de líquidos durante refeições (ingerir líquidos entre as refeições para evitar desidratação)
Reduzida ingestão calórica	Suplementação nutricional
Incapacidade de alimentação completa e risco de desnutrição	Fármaco estimulante de apetite Nutrição enteral Nutrição parenteral

Fonte: Adaptada de Clinical Practice Guideline in Oncology, 2014.[7]

Alguns pacientes que sofrem consequências em longo prazo e têm prejuízos e incapacidades na deglutição e na mastigação, a exemplo dos portadores de câncer de cabeça e pescoço, certamente irão necessitar de modificações dietéticas, além de suplementos e vias alternativas de alimentação.[8]

O emprego de suplementos dietéticos pode fornecer energia e proteína extra, além de nutrientes especiais que poderiam prevenir o dano celular oxidativo causado pela quimioterapia e radioterapia. No entanto, apresentam maior benefício no grupo de pacientes que não ingerem energia suficiente para atender o seu alvo nutricional. Estudos mostram que os pacientes oncológicos que receberam orientação dietética e suplementação nutricional, apresentaram menor taxa de mucosite e efeito tóxico da quimioterapia, e consequentemente, apresentaram menor declínio nutricional.[14,15]

≡ Atividade física e qualidade de vida

Evidências demonstram que atividade física é uma prática segura durante o tratamento oncológico, e ainda traz o potencial benefício de melhorar a funcionalidade e qualidade de vida. Também proporciona benefício quanto ao condicionamento cardiovascular, força muscular, composição corporal, alívio da ansiedade e depressão. A atividade aeróbica, a despeito do tipo de tumor, melhora os sintomas de fadiga relacionada ao câncer.[16] Algumas publicações evidenciam redução da recorrência e mortalidade entre os sobreviventes de câncer de mama e cólon, entretanto, as evidências são fracas para esses mesmos benefícios em outros tipos de tumores.[17,18]

Em razão de o exercício físico ser essencial para minimizar a perda óssea e promover o ganho de força muscular, torna-se então uma modalidade terapêutica essencial para prevenir e tratar a sarcopenia ao término do tratamento oncológico. Estudos mostram que a atividade física, principalmente de resistência, estimulam a principal via anabólica muscular – a via de estimulação da mTor[19] – que termina por favorecer a síntese proteica muscular.[20-22] Apresenta um benefício a mais quando associado à ingestão proteica adequada e uso de suplementos contendo leucina,[23] cujo mecanismo de ação potencializa o crescimento muscular.[21]

A intensidade do exercício pode ser calculada e administrada de acordo com a tolerância do indivíduo. No geral, para os pacientes que eram sedentários antes do tratamento, é recomendado iniciar com atividades de baixa intensidade, como alongamentos e pequenas caminhadas, e que posteriormente podem ser progredidos lentamente.[21]

≡ Conclusões

Alcançar e manter um peso saudável (tanto ganhar peso como emagrecer), consumir dieta balanceada com suficiência em nutrientes e proteínas, e manter um estilo de vida que inclui rotina de atividade física, são essenciais para melhorar resultados de saúde e bem-estar. A redução da qualidade de vida está diretamente relacionada com a perda de peso e com a má nutrição em sobreviventes de câncer, mas pode ser melhorada com o aconselhamento dietético adequado e orientações nos cuidados de suporte. A constância da atividade física também é importante para amenizar os sintomas que são persistentes ou que reaparecem após a interrupção do exercício, tais como fadiga, depressão, inapetência.

≡ Referências

1. Winer E, Gralow J, Diller L, Karlan B, Loehrer P, Pierce L, et al. Clinical cancer advances 2008: Major research advances in cancer treatment, prevention, and screening-a report from the american society of clinical oncology. J Clin Oncol. 2009;27(18):812-26.
2. Mowls DS, Brame LS, Martinez SA, Beebe LA. Lifestyle behaviors among US cancer survivors. J Cancer Surviv. 2016;10(4):692-8.
3. Foxhall LE, Rodriguez MA. Advances in cancer survivorship management. New York: Springer; 2015.
4. Anand P, Kunnumakara AB, Sundaram C, Harikumar KB, Tharakan ST, Lai OS et al. Cancer is a preventable disease that requires major lifestyle changes. Pharm Res. 2008;25(9):2097.

5. Mourouti N, Panagiotakos DB, Kotteas EA, Syrigos KN. Optimizing diet and nutrition for cancer survivors: A review. Maturitas. 2017;105(May):33-6.

6. Mehra K, Berkowitz A, Sanft T. Diet, Physical Activity, and Body Weight in Cancer Survivorship. Med Clin North Am. 2017;101(6):1151-65.

7. Are M, Baker KS, Demark-wahnefried W, Dizon D, Friedman DL, Goldman M et al. Survivorship: nutrition and weight management, clinical practice guidelines in oncology. 2014;12(10):1396-406.

8. Rogers SN, Semple C, Babb M, Humphris G. Nutritional management in head and neck cancer: United Kingdom National Multidisciplinary Guidelines. J Laryngol Otol. 2016;130(Suppl. S2):S32-40.

9. Kushi LH, Doyle C, McCullough M, Rock CL, Demark-Wahnefried W, Bandera EV, et al. American Cancer Society guidelines on nutrition and physical activity for cancer prevention: reducing the risk of cancer with healthy food choices and physical activity. CA Cancer J Clin. 2006;56:254-81.

10. Van Bokhorst-De Van Der Schueren MAE, Van Leeuwen PAM, Kuik DJ, Martin W, Klop C, Sauerwein HP, et al. The impact of nutritional status on the prognoses of patients with advanced head and neck cancer. Cancer. 1999;86(3):519-27.

11. Kim EH, Lee H, Chung H, Park JC, Shin SK, Lee SK, et al. Impact of metabolic syndrome on oncologic outcome after radical gastrectomy for gastric cancer. Clin Res Hepatol Gastroenterol. 2014;38(3):372-8.

12. Azrad M, Demark-Wahnefried W. The association between adiposity and breast cancer recurrence and survival: a review of the recent literature. Curr Nutr Rep. 2014;3:9-15.

13. Haugnes HS, Wethal T, Aass N, Dahl O, Klepp O, Langberg CW, et al. Cardiovascular risk factors and morbidity in long-term survivors of testicular cancer: a 20-year follow-up study. J Clin Oncol. 2010;28(30):4649-57.

14. Valentini V, Marazzi F, Bossola M, Miccichè F, Nardone L, Balducci M, et al. Nutritional counseling and oral nutritional supplements in head and neck cancer patients undergoing chemoradiotherapy. J Hum Nutr Diet. 2012;25(3):201-8.

15. Ravasco P, Monteiro-Grillo I, Vidal PM, Camilo ME. Dietary counseling improves patient outcomes: A prospective, randomized, controlled trial in colorectal cancer patients undergoing radiotherapy. J Clin Oncol. 2005;23(7):1431-8.

16. Kessels E, Husson O, van der Feltz-Cornelis CM. The effect of exercise on cancer-related fatigue (CRF) in cancer survivors: a systematic review and meta analysis. Neuropsychiatr Dis Treat. 2018;14:479-94.

17. Meyerhardt JA, Giovannucci EL, Holmes MD, Chan AT, Chan JA, Colditz GA et al. Physical activity and survival after colorectal cancer diagnosis. J Clin Oncol. 2006;24(22):3527-34.

18. Holmes MD, Chen WY, Feskanich D, Candyce S, Kroenke H, Colditz GA. Physical activity and survival after breast cancer diagnosis. JAMA Intern Med. 2005;293(20):2479-86.

19. Gordon BS, Kelleher AR, Kimball SR. Regulation of muscle protein synthesis and the effects of catabolic states. Int J Biochem Cell Biol. 2013;45(10):2147-57.

20. Doyle C, Kushi LH, Byers T, Courneya KS, Demark-Wahnefried W, Grant B, et al. Nutrition and physical activity during and after cancer treatment: an American Cancer Society guide for informed choices. CA Cancer J Clin. 2006;5656.

21. Rock CL, Doyle C, Demark-Wahnefried W, Meyerhardt J, Courneya KS, Schwartz AL et al. Nutrition and physical activity guidelines for cancer survivors. CA Cancer J Clin. 2012;62(4):243-74.

22. Beaudart C, Dawson A, Shaw SC, Harvey NC, Kanis JA, Binkley N, et al. Nutrition and physical activity in the prevention and treatment of sarcopenia: systematic review. Osteoporos Int. 2017;28:1817-33.

23. Dickinson JM, Volpi E, Rasmussen BB. Exercise and nutrition to target protein synthesis impairments in aging skeletal muscle. Exerc Sport Sci Rev. 2013;41(4):216-23.

Índice Remissivo